AF455359

MÉMOIRE

QUI A REMPORTÉ LE PRIX,

AU JUGEMENT

DE LA FACULTÉ DE MÉDECINE DE PARIS,

Le 22 novembre 1787,

SUR LA QUESTION PROPOSÉE EN CES TERMES:

» Décrire la maladie du Mésentère, propre aux enfans, que l'on nomme vulgairement *Carreau*; l'envisager dès son principe; rechercher les causes qui la produisent; et exposer avec précision les moyens de la prévenir, et ceux de la guérir ».

PAR M. BAUMES,

Docteur en Médecine de la Faculté de Montpellier, Agrégé au Collége des Médecins de Nismes, Médecin de l'Hospice de Charité de la même Ville, Associé Régnicole de la Société Royale de Médecine de Paris, Associé National du Cercle des Philadelphes du Cap-Français, de l'Académie Royale des Sciences, Belles-Lettres et Arts de Dijon, et de la Société Royale des Sciences de Montpellier.

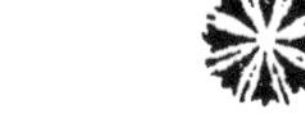

A NISMES,

Chez C. BELLE, Imprimeur du Roi, rue des Fourbisseurs.

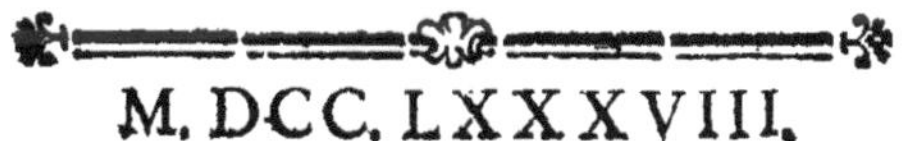

M. DCC. LXXXVIII.

Sic tentavi, an medendi quibusdam morbis, via planior reddi posset, additis ex propriæ experientiæ penu casibus.......

J. A. MURRAI, *Opusc. t.* 1, *p.* 9.

A MONSIEUR

CHARLES-BERNARD DE BALLAINVILLIERS,

Baron de Ballainvilliers, Seigneur du Comté de Clery, Maurepas, Forest, Amiecourt et autres Lieux, ancien Avocat du Roi au Châtelet de Paris, Conseiller du Roi en tous ses Conseils, Maître des Requêtes ordinaire de son Hôtel, Intendant de Justice, Police & Finances en la Province de Languedoc.

MONSIEUR,

Vos vertus, et la seule chose qui peut les égaler, votre rare modestie, sont déjà trop connues des Citoyens de Nismes, pour que la voix active de la reconnoissance ne s'empresse pas à les célébrer d'une manière digne de Vous. Ce n'est pas ce que je cherche à faire, MONSIEUR, parce que mes talens sont trop au-dessous de cette tâche glorieuse. Mais, lorsqu'à tous les instans, mon oreille est frappée du récit de quelque bienfait nouveau, et que j'apprends les soins que vous prenez pour le laisser ignorer, mon cœur peut-il rester muet ? Non, MONSIEUR ; et je dois d'autant moins garder ce silence pénible que vous imposez si héroïquement à tous ceux qu'une émotion naturelle feroit parler, que j'ai à vous remercier hautement de la grâce que vous m'avez accordée d'être pour un moment l'interprète des Malheureux dont Vous êtes le Père par vos libéralités, et des Amis des lettres dont Vous êtes le Mécène par une protection spéciale.

Je suis, avec un profond respect ;

MONSIEUR,

Votre très-humble et très-obéissant serviteur,

BAUMES, *Médecin*.

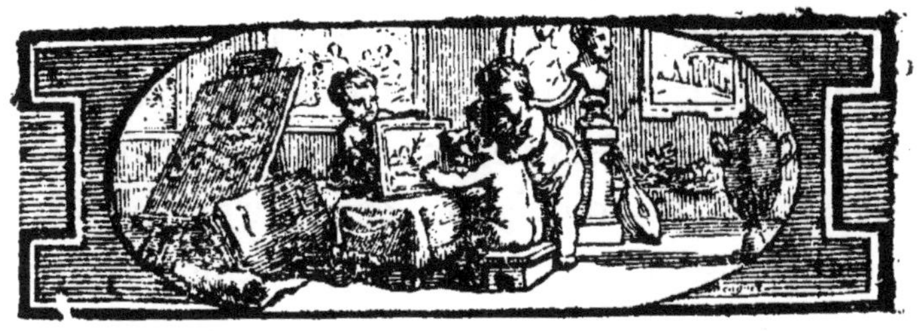

RECHERCHES

SUR la maladie du Mésentère, propre aux enfans, que l'on nomme vulgairement Carreau.

ON entend vulgairement par carreau ; une maladie propre aux enfans, qui a son siége dans le mésentère, et qui rend le bas-ventre plus ou moins dur et tuméfié avec indolence, et pour l'ordinaire une habitude cachectique. Peu d'Auteurs ont écrit sur cette maladie, qui cependant se rencontre très-fréquemment dans la pratique de l'art de guérir ; et la plupart des détails qui peuvent être relatifs à cette affection, sont confondus dans les articles de nos livres qui traitent des différens flux de ventre, des obstructions internes, ou de l'atrophie. Aussi, la Faculté de Médecine de Paris a regardé comme un objet important l'histoire approfondie de la maladie du mésentère, et a demandé, par un de ses programmes, qu'on envisageât le carreau dès son principe, qu'on le suivît dans tous ses degrés, qu'on recherchât les causes qui le produisent, enfin qu'on exposât avec précision les moyens de le prévenir et ceux de le guérir. Tel est le but de ce travail. Destiné à la solution d'une question très-importante, son plan est tracé par l'énoncé même du sujet du prix ; et lorsque ses différentes parties auront été suffisamment développées, on fera un exposé des faits qui présenteront le mal sous des nuances diverses. Rien n'intéresse que ce qui est vrai, et rien, en Médecine, n'est vrai que ce qui a l'expérience et l'observation pour base.

Le mésentère, qui, dans le carreau, est le lieu principalement affecté, est cette attache membraneuse qui enveloppe, soutient et fixe la plus grande partie des boyaux. Formé par le péritoine et les tissus cellulaire et graisseux, il donne passage et contient dans l'entre-deux de ses membranes, outre les vaisseaux sanguins et les nerfs qui vont aux intestins, des glandes et les premiers vaisseaux du chyle. Mais cette texture, cet appareil de glandes et de vaisseaux, rendent les congestions et les engorgemens d'autant plus faciles, que déjà les viscères du bas-ventre y sont plus exposés que les autres, soit parce que plusieurs causes y rendent la circulation plus lente, soit parce qu'ils éprouvent plus que les autres des pressions irrégulières dépendantes des variations continuelles dans l'état de tension de l'estomac et des intestins, soit par la nature même des humeurs qui se séparent dans la plupart des organes, soit enfin parce que les causes d'irritation étant très-multipliées dans ces viscères, les sucs doivent y affluer en proportion de la vivacité ou de la continuité du point d'irritation. Aussi, l'expérience nous apprend que, de toutes les parties, celle qui, chez les enfans, est la plus sujette aux obstructions, c'est le mésentère. Dans l'enfance, la matière muqueuse surabonde, l'action absorbante est très-forte, les glandes conglobées sont plus volumineuses, la diathèse acide prédomine, ou est imminente, la capacité respective du ventre est beaucoup plus ample, et le tempérament est un mélange singulier de spasme et de débilité, que caractérise très-bien la dénomination de *laxité vibratile*. Ces conditions, qui, faisant toute la disposition du mésentère aux congestions et aux engorgemens, sont d'ailleurs éminemment favorisées par les vices et les abus de l'éducation physique, nous expliquent pourquoi les enfans les plus exposés au carreau sont ceux qui paroissent forts et robustes, ceux qui abondent le plus en parties muqueuse et glaireuse, ceux qui sont très-gras et bouffis, ceux qui sont gourmands et élevés sans régime et sans soin, ceux qui ont une disposition rachitique ou écrouelleuse, enfin ceux dont l'accroissement se fait en peu de temps et d'une manière rapide.

Toute maladie dans son origine altère si peu les fonctions de la partie qui en est le siége, que cet état intermédiaire présente à peine des indices tranchans des désordres plus ou moins fâcheux qui commencent à s'établir. Dans les principes du carreau, on découvre les marques d'une congestion naissante dans les organes mésentériques. Mais les vices de la digestion, la foiblesse du tube intestinal, une certaine inertie dans la force absorbante des vaisseaux lymphatiques l'ont évidemment précédé. C'est ce qu'ont démontré les vomissemens glaireux, l'inégalité de l'appétit, les vens, la diarrhée, le ventre bouffi le soir, et réduit le matin à son état naturel, les urines laiteuses, l'odeur aigre de la transpiration, la respiration inégale, le pouls intermittent, les yeux battus, le visage inégalement coloré, le front pâle, la langue chargée, la salive épaisse, l'haleine forte, l'appétit désordonné, la pâleur de la caroncule lacrymale, un peu de mélancolie, et souvent une inquiétude des jambes et une foiblesse dans les jarrets. A ces signes se joignent les douleurs gravatives des lombes ; on sent des douleurs ou des pesanteurs dans le genou ; quelquefois c'est un véritable affoiblissement des extrémités inférieures, des crampes qui se succèdent, et plus rarement il se déclare des vomissemens et des inquiétudes considérables.

Comme on le voit, ces symptômes n'annoncent encore que l'engouement du mésentère. C'est à la cacochylie de cette partie, dont le propre est d'affoiblir, suivant la remarque de *Gorter*, les muscles qui servent au mouvement des extrémités inférieures, et de porter une impression sympathique, principalement sur les genoux, que sont dus les symptômes qui caractérisent la maladie au premier degré. Bientôt, et par des gradations plus ou moins lentes, le bas-ventre s'élève davantage, il se remplit d'inégalités et d'obstructions que le tact découvre, et peut même compter jusques à un certain point. Dans les uns, l'appétit se perd ou se maintient; tandis qu'il augmente dans le plus grand nombre, par l'effet des âcretés acides qu'engendrent les mauvaises digestions. Mais, après les repas, les malaises se multiplient, le ventre est plus gonflé, plus tendu, les urines ne coulent pas, les vents fatiguent, la bouche se remplit de salive, et la plupart ont de fortes dispositions au sommeil. Cependant les évacuations alvines se font très-irrégulièrement ; dans les uns, c'est une constipation plus ou moins rebelle, qui surajoute aux embarras du ventre ; dans les autres, et c'est le plus grand nombre, on trouve une diarrhée ou une liberté du ventre qui en approche beaucoup ; les excrémens sont encore de consistance de purée ou presque moulés ; ils sont jaunâtres ou tirent beaucoup sur cette couleur ; mais ensuite ils blanchissent, se liquéfient, et prennent une couleur terreuse ou argileuse avec beaucoup de fétidité. Les vers pullulent ; les symptômes d'une cachexie générale commencent alors à prendre plus d'intensité, et cela en raison de la surcharge et des embarras qui se multiplient dans le mésentère.

A mesure que le mal fait des progrès et prend une tournure plus fâcheuse, les glandes lymphatiques s'affectent davantage, ou du moins elles s'affectent en plus grand nombre. Rarement, lorsque ces glandes conglobées sont principalement intéressées, celles qui se trouvent amoncelées autour du cou sont exemptes d'engorgement. Dans quelques sujets, l'embarras des glandes jugulaires précède ou semble devancer celui des glandes mésentériques, et l'origine ou la formation du carreau, commence par une affection générale du système lymphatique.

La maladie n'est point encore à son plus haut période ; elle y parvient, lorsque l'engorgement mésentérique est à son comble, lorsque les glandes conglobées sont parfaitement obstruées, ou que la lymphe vicieusement épaissie engoue les canaux et forme des embarras irremédiables. L'atonie du système absorbant est pour-lors des plus complètes ; le chyle, au lieu d'être repompé, s'évacue par les selles ; les alimens à demi digérés, se retrouvent dans la matière des excrémens ; c'est, en un mot, la lienterie sous la forme la moins méconnoissable. Dans cet état, la fièvre lente, qui peu à peu s'est mise de la partie, en appelant le marasme, précipite le sujet vers sa perte ; pour l'ordinaire, cette fièvre est considérablement envenimée par la suppuration de quelques glandes conglobées ; et lorsque l'absorption de la matière de la suppuration vient à établir une diathèse purulente des liquides, la colliquation des humeurs donne naissance à des évacuations énervantes, et le dépérissement monte au plus haut degré. D'autres fois, les vaisseaux lymphatiques se rompent, les sucs s'extravasent, et l'amas de la sérosité constitue une hydropisie d'autant plus promptement mortelle, qu'il n'est que la dernière production d'un mal qui a occasionné les altérations les plus fâcheuses.

Il ne sera pas difficile de trouver la raison des dérangemens qu'on observe dans la succession habituelle des fonctions, lorsqu'on aura dit que les routes du chyle sont bouchées, et que les glandes et les vaisseaux lymphatiques du mésentère sont fermés par la matière de l'engorgement. Le chyle formé des alimens dans l'estomac et le duodenum, doit se rendre dans le canal thorachique, après avoir parcouru le trajet des vaisseaux lactés, dont les bouches ouvertes dans les intestins l'absorbent de toutes parts ; si cette transmission n'a pas lieu, parce que les glandes conglobées ou lymphatiques du mésentère sont obstruées, les malades tombent dans l'amaigrissement, leurs liqueurs s'altèrent et se décomposent, leurs sucs stasent et se dénaturent, et le vice des sécrétions enfante une foule d'affections consécutives.

C'est aux progrès de ces affections, qu'on doit attribuer le plus généralement la perte des enfans qui périssent de la maladie du mésentère, et c'est ce que l'ouverture des cadavres semble avoir prouvé incontestablement. On a trouvé, dans les sujets morts par les effets du carreau, des épanchemens dans les ventricules du cerveau, et la substance de ce viscère beaucoup plus pulpeuse que de coutume ; des épanchemens dans la poitrine et le parenchyme du poumon flétri, très-mou, gangrené, parsemé d'obstructions ou contenant de petits foyers purulens ; des épanchemens dans le bas-ventre, avec des portions d'intestins excoriés, sphacelés, raccornis, rétrécis. Si le mésentère étoit volumineux, engorgé, obstrué, les désordres des parties qu'il renferme étoient moins marqués que ceux du foie et de la rate, trouvés partie en supuration et partie obstrués, squirreux ou gangrenés ; de l'épiploon trouvé fondu et pourri ; du pancréas trouvé squirreux ou très-molasse, sans compter les adhérences contre-naturelles des parties ; le vide des vaisseaux sanguins, la plénitude de la vésicule du fiel, des amas de sucs gélatineux ou muqueux, soit au-dehors, soit au-dedans des vaisseaux. Il est vrai cependant de dire, que quelquefois les lésions morbifiques ont été plus concentrées dans le mésentère, où l'on a trouvé les glandes conglobées, les unes endurcies, les autres suppurées, et d'autres calleuses, mais nageant dans des espèces de petites vomiques ; les vaisseaux lymphatiques ou sanguins variqueux, de petits abcès, des lividités, des flétrissures, des désordres si forts, et des coalitions si singulières, qu'il étoit difficile de reconnoître et de juger sainement l'état des parties.

Puisque le carreau n'est, dans le fond, autre chose que l'interception plus ou moins absolue du chyle, en vertu de l'obstruction des voies lactées, il faut rapporter à un seul genre toutes les variétés de la maladie du mésentère, que les Auteurs ont admises. Le titre le plus général sous lequel les livres parlent du carreau, est celui d'atrophie des enfans. On dit vulgairement, de ceux qui dépérissent par un effet de l'engorgement des glandes du mésentère, qu'ils sont en chartre ; et à tout considérer, l'étisie rachitique, l'étisie des enfans de *Sydenhan*, l'étisie rachialgique de *Tulpius*, l'écrouelle mésentérique de *Sauvages*, l'atrophie et la tension du ventre des enfans de *Lieutaud*, etc., sont des synonimes, des variétés ou des espèces du carreau, ou maladie du mésentère.

D'après l'exposé qui vient d'être fait, la nature et le diagnostic du carreau ne peuvent point être équivoques. L'inspection seule du sujet forme une certitude présomptive. Si je trouve, dans un enfant soumis à l'influence des causes qui donnent lieu à la maladie du mésentère, le visage plombé ou pâle, les extrémités inférieures peu nourries et foibles, le ventre un peu rénitent ou empâté sans douleur, des déjections délayées, quelquefois entremêlées de matières blanchâtres, un commencement de maigreur précédé de tristesse, d'un état de langueur, ou d'une espèce d'engourdissement, une faim désordonnée, qui, en général, est toujours suspecte chez les enfans, de la soif, la paume des mains un peu chaude, je doute que l'enfant est attaqué du carreau, et que sa maladie est encore au premier degré ; si je vois, dans ce même enfant, le visage terreux ou livide, la peau rude et comme chagrinée, les extrémités inférieures sensiblement amaigries, le ventre prominent, dur et sans douleur, la faim plus pressante, la soif plus vive, la tristesse plus marquée, une diarrhée soutenue, des déjections grisâtres et fétides, un sommeil difficile et court, l'enflure des malléoles, je dis que le carreau est au second degré; enfin, si, dans ce même enfant, le volume et la dureté du ventre sont considérables; si le dévoiement est continuel, si la fièvre étique est réglée, si le visage est d'un blanc de cire, si les lèvres sont pâles, si les joues sont parsemées de stries rouges ou vineuses, s'il y a des signes d'épanchement dans le ventre ou dans la poitrine, et quelquefois en même temps dans ces deux cavités, je pense que la maladie a déjà parcouru sa troisième et dernière période.

Quand la maladie du mésentère est de nature écrouelleuse, rachitique ou vénérienne, c'est par les indices qui sont propres aux scrophules, à la chartre, à la vérole, et qui ont précédé ou qui prédominent, qu'on peut le décider et le reconnoître.

Quoique le carreau soit une maladie malheureusement très-commune, il ne faut pas s'en laisser imposer par des cas et des affections qui ont avec elle plus ou moins d'analogie, et qui, assez souvent, en prennent les apparences. Un enfant éprouve une dentition pénible, la diarrhée se met de la partie, parce que l'estomac affecté d'un spasme sympathique ne travaille plus les alimens; les intestins affoiblis sont distendus par les vents; la fièvre lente se déclare, la maigreur semble faire des progrès rapides: mais les dents sortent, et tous les symptômes qui dépendoient de cette laborieuse opération, se terminent avec une promptitude étonnante. Des vers pullulent dans les entrailles d'un enfant; ils soustraient le chyle nécessaire à sa subsistance, et celui-ci dépérit. Par un effet de l'irritation qu'ils procurent, et des mauvaises digestions qu'ils occasionnent, l'abdomen se glonfle, les glaires et les mauvais sucs se ramassent, une diarrhée opiniâtre survient, le dégoût ou la voracité ont lieu, il se forme une petite fièvre, accompagnée des indices qui caractérisent la cachexie; les glandes salivaires sont quelquefois engorgées, les extrémités inférieures sont foibles ou en convulsion; mais les vers sont expulsés, le foyer putride et visqueux dans lequel ils vivoient est évacué, et tous les accidens qui donnoient à cette maladie vermineuse une fausse apparence de carreau, diminuent et s'évanouissent.

Les matières stercorales se ramassent dans la cavité des intestins, chez ceux qui sont sujets à la constipation; elles se durcissent et forment des

des masses volumineuses d'une consistance moyenne. Ces masses, accompagnées de vens, distendent les tégumens du ventre; le tact trouve certaines inégalités dans cette capacité; de manière que si l'on n'examinoit que superficiellement la personne, si l'on oublioit de prendre en considération l'opiniâtreté de la constipation, l'usage ou les abus des astringens, et quelques autres circonstances lumineuses, on pourroit très-bien mettre sur le compte du carreau les embarras formés dans les intestins par les excrémens durcis. *Fabri de Hilden* nous a laissé, sur cet objet, une observation concluante. Il vit un enfant de dix mois, qui, avec un abdomen dur et inégal, comme s'il contenoit des pierres, souffroit de vives douleurs, des tranchées, des inquiétudes continuelles, avoit peine à sucer le mamellon, et n'étoit point allé à la selle depuis quinze jours. *Fabri* chercha à s'éclaircir sur la cause de cet état; et après avoir pris les renseignemens nécessaires, il jugea que les intestins étoient engoués par des masses excrémenteuses et plusieurs corps étrangers: il ordonna les huileux et les émolliens, qu'on administra sans relâche, sous toute sorte de formes; et ces moyens facilitèrent la sortie d'une infinité de choses: il y avoit des matières grasses, des excrémens durcis, des plumes, des petites pierres, du fil, des pailles, que l'enfant avoit avalés faute d'attention. Après cette évacuation, le ventre reprit son volume et sa souplesse ordinaires, et l'enfant acquit une santé complette.

Je fus consulté, au commencement de 1778, pour une enfant d'environ quatre ans. Elle souffroit depuis plusieurs mois ; elle se plaignoit de mal-aise et d'une sensation pénible dans le ventre ; son appétit étoit irrégulier, tantôt bon et soutenu, tantôt nul et avec dégoût : l'enfant avoit vomi par intervalles, et le nez lui avoit saigné fréquemment ; son ventre étoit tuméfié, dur, excepté dans la partie latérale gauche ; il sembloit parsemé d'inégalités ; le visage étoit pâle, les paupières boufies et entourées d'une aréole livide ; les extrémités étoient amaigries, et la diarrhée avoit plus souvent lieu que la constipation. A ces signes, je jugeai que l'enfant avoit la maladie du mésentère, et que le mauvais état de l'épiploon donnoit à l'extérieur du ventre une forme d'obstruction égale et presque générale. J'ordonnai en conséquence un mélange d'apéritifs et de toniques ; et je n'eus plus occasion d'entendre parler de cette enfant, que sur la fin de l'année, où je fus appelé pour la traiter d'une petite-vérole confluente et maligne, dont elle mourut au huitième jour. Les remèdes que j'avois conseillés contre la physconie n'avoient point été pratiqués assez de temps pour pouvoir juger de leur effet. Je demandai l'ouverture du cadavre, qui fut faite par M. Vergier, Chirurgien de l'Hôpital. Après que les tégumens du ventre eurent été incisés, et que nous eûmes ouvert le sac du péritoine, nous trouvâmes le foie très-molasse, et dans un état presque putride, mais d'un volume si considérable, qu'il recouvroit tous les viscères, et s'étendoit sur toute la surface du bas-ventre, jusques dans la partie latérale gauche. Le mésentère avoit plusieurs traces de lividité; les intestins avoient plusieurs portions gangrenées; mais l'état du mésentére n'étoit pas tel qu'il se présente dans le carreau. Je vis que j'avois mal-jugé la première maladie, et qu'il auroit fallu mettre sur le compte du foie tout ce que j'avois attribué à l'engorgement du mésentère. En effet, le foie est sujet à une maladie singulière, qui consiste dans un agrandissement surprenant, lequel semble se faire aux dépens de la nutrition des autres parties. Cette maladie, qu'on a encore très-peu observée, a été très-bien décrite par MM. de *Villiers* et de *Gardanne*, Docteurs-Régens de la Faculté de Médecine de Paris. On en reconnoît deux espèces, l'une aiguë, l'autre chronique; mais celle-ci, par sa nature et la lenteur de son cours, se rapproche davantage de la maladie du mésentère. Cependant, il y a beaucoup de différence entre les indices propres au carreau, et ceux qui sont particuliers à l'agrandissement chronique du foie. Les accidens qui annoncent cette dernière affection, se forment lentement, et sont ceux qui carectérisent les congestions inflammatoires, comme chaleur et douleur dans la partie affectée. Il s'y joint l'oppression, des vomissemens, une augmentation de douleur après les repas, des bouffées de chaleur qui montent au visage, des congestions hémorrhagiques vers le nez ou les vaisseaux hémorroïdaux, la diminution des forces, la foiblesse du pouls, etc.

L'augmentation de volume de l'épiploon, son engorgement et sa circonvolution, rendent quelquefois le bas-ventre dur, tendu, et tel qu'on l'observe dans la maladie du mésentère. *Sauvages*, dans le genre qu'il a fait des *physconia*, ou gros-ventre, a ramassé plusieurs observations, dans lesquelles l'épiploon dur, squirreux ou cartilagineux, glanduleux, charnu, rempli de graisse figée, présentoit toutes les apparences du carreau. Malheureusement, on ne connoît guère de signes qui annoncent, d'une manière sûre, les engorgemens de l'épiploon. Je crois que ceux qui trompent le moins, ou qui indiquent assez positivement un amas contre-naturel de graisse et sa dégénération dans l'épiploon, sont des renvois brûlans réunis aux signes d'obstructions dans les viscères abdominaux. Quand on touche le bas-ventre avec soin, on sent moins une tumeur, qu'une masse résistante et pâteuse, qui, s'offrant sous la peau, ne se termine jamais nettement, ni par des bords circonscrits, mais qui diminue insensiblement.

Je ne parle pas des hydatides, des sarcomes, des stéatomes, et des tumeurs fongueuses, qui, prenant quelquefois naissance dans le mésentère, ou dans quelques autres parties du bas-ventre, peuvent imiter le carreau, mais qui en diffèrent par des circonstances que les Praticiens savent apprécier par une judicieuse comparaison des signes propres à la maladie du mésentère.

Les causes qui produisent le carreau sont en très-grand nombre, parce que l'atonie des premières voies étant le vrai fondement de la maladie du mésentère, il faut placer, parmi ces causes, tout ce qui affoiblit les organes destinés à former le chyle, et tout ce qui ralentit l'action des glandes et celles des vaisseaux absorbans. Ici viennent se confondre toutes les erreurs de l'éducation physique, et cette tige, on peut le dire, est des plus fécondes. C'est ainsi qu'il faut reconnoître comme causes éloignées du carreau, le défaut du lait maternel, sur-tout dans les commencemens de l'allaitement, l'évacuation incomplette du méconium, l'abus du lait, celui de la panade, l'usage d'un lait trop consistant, celui de la bouillie, des alimens solides donnés trop tôt, etc. Ces diverses causes, auxquelles on peut associer l'usage des maillots, celui des corps, une nourriture trop abondante, etc., nuisent à la longue, soit en exerçant trop fortement les fonctions digestives, soit en produisant des sucs cruds et grossiers, ou des humeurs âcres, soit enfin, en donnant naissance à des maladies particulières qui conduisent au carreau, par elles-mêmes ou par l'effet des remèdes inutiles et dangereux auxquels les femmes et les médicastres ont trop souvent recours.

Parmi les maladies dont le carreau est le plus souvent la suite, je compte les tranchées intestinales des nouveaux-nés, les vomissemens soutenus, la diarrhée opiniâtre, les indigestions fréquentes, les vers, les vents et les coliques cruelles qui en proviennent. On sait que la plupart de ces maux frappent d'une atteinte mortelle les fonctions des organes sur lesquels se portent immédiatement les impressions de la maladie; mais il n'est pas également connu qu'une vive irritation du tube intestinal peut former très-rapidement le carreau, par la propagation de cette irritation aux glandes conglobées du mésentère.

Il sera toujours difficile de persuader aux femmes, que la plupart des remèdes, sur la vertu ou l'innocence desquels elles comptent si fermement, peuvent causer décidément le carreau; mais les Médecins qui ont acquis quelque expérience sur les maladies des enfans, ne l'ignorent pas. L'usage déplacé et l'abus des huileux, celui des absorbans terreux, et sur-tout celui des purgatifs, peuvent être considérés à bon droit comme de puissantes causes de la maladie du mésentère. L'opinion de *Sydenham* sur l'article des purgatifs répétés, est expresse. A la vérité, a dit cet Observateur, on ne sauroit nier qu'ils ne nétoyent les premières voies, et ne débarrassent le sang d'une partie des humeurs nuisibles qui y séjournent; mais il est certain, d'un autre côté, que leur fréquent usage fait beaucoup de tort aux personnes foibles, et sur-tout aux enfans; car ils attirent sur les viscères des débordemens d'humeurs qui, séjournant dans ces parties, y excitent des fermentations contre nature, d'où s'ensuivent des tumeurs dans l'abdomen, lesquelles vont toujours en augmentant à mesure qu'on purge plus souvent le malade. Enfin, il arrive que les parties affectées ayant perdu leur ressort, et étant privées de leur chaleur naturelle, qui se trouve, pour ainsi dire, étouffée sous le poids des humeurs, tombent facilement en pourriture. D'autres fois, l'économie des viscères étant entièrement détruite par les causes susdites, il se forme dans les glandes du mésentère des tumeurs scrophuleuses, et autres semblables, qui conduisent le malade au tombeau.

Le carreau est plus commun chez les enfans sevrés ; on a même remarqué que ceux qui alloient atteindre l'âge de sept ans, en étoient plus facilement affectés : on a observé encore que cette maladie étoit plus fréquente parmi les enfans qu'on élève en commun dans les maisons de charité, et qu'elle attaque préférablement les enfans des paysans et ceux de la classe du peuple la plus indigente ou la plus mal gouvernée : ce qui prouve que le mauvais air, que les mauvais alimens, et les mauvais soins sont des causes particulières de cette maladie.

En effet, l'air humide, marécageux et mal-sain, l'air infect des hôpitaux mal-tenus, disposent très-fortement à la maladie du mésentère, ou font faire de très-grands progrès aux causes qui la produisent, d'une manière plus déterminée. Il est connu que le carreau se rencontre le plus ordinairement dans les quartiers des grandes villes les plus bas et les plus mal-propres. Suivant M. *Renaudin* [1], la bouffissure et les engorgemens du ventre sont plus particuliers aux enfans qui habitent les voisinages du Rhin ; et les enfans de villes, plus délicats et moins robustes, que l'on met en nourrice dans ces contrées, en sont plus

[1] Recueil d'observations de Médecine des Hôpitaux Militaires, tom. 1, pag. 25.

communément atteints, parce que ces enfans, originairement foibles, mangent trop tôt des alimens grossiers, farineux et légumineux ; ce qui, joint à l'humidité de l'air, énerve leurs fibres déjà lâches et humides, les prédispose aux maladies causées par les acides, aux vers, à l'empâtement des viscères, etc. M. *Withe* [1] prétend que les brebis qu'on met au printemps dans les lieux marécageux pour les faire engraisser subitement, sont plus sujettes à la maladie des glandes du mésentère, que celles du même troupeau qui paissent dans des terres plus arides : ce qui démontre, par analogie, l'influence de l'air humide et marécageux sur la production du carreau, autant peut-être que le danger d'un excès de matière muqueuse.

Cette matière, lorsqu'elle surabonde dans l'économie animale en vertu d'une nourriture trop copieuse ou trop substantielle, donne quelquefois lieu au carreau, toutes les fois qu'elle est mise en mouvement à l'occasion de quelques grands développemens de la machine, ou des crues fortes et rapides. Dans ces cas, le mésentère reçoit une matière dont, à la vérité, la qualité est bonne, mais qui, par son abondance, par son poids, engorge les glandes conglobées, obstrue les rou-

[1] A treatise on struma or scrofula, pag. 30, note q.

tes du chyle, et multiplie, après leur avoir donné naissance, les embarras qui constituent véritablement cette maladie. Voilà pourquoi le carreau se forme assez souvent parmi les orages d'une dentition laborieuse, et pourquoi la révolution qui se fait ordinairement vers la septième année, favorise davantage et son origine et ses progrès.

Une mauvaise nourriture et le chyle grossier qui en provient, produisent aussi directement la maladie du mésentère; et c'est ici le cas des enfans du peuple. On s'est convaincu que l'usage du pain mal fermenté, mal cuit, ou un régime mal réglé, et particulièrement une trop grande abondance de farineux secs et mal préparés, sont la source d'une maladie qui fait périr misérablement beaucoup d'enfans, sur-tout de ceux qui vivent rassemblés dans les hôpitaux. On a vu que l'usage du blé gâté, que l'abus du pain, et l'emploi des tartes ou gâteaux, conduisent souvent à la même fin. M. *Tissot* a fait, sur la fréquence de cette dernière cause, des réflexions que je ne passerai pas sous silence. Les tartes ou gâteaux, dit-il, sont un abus du pain, qui, dans quelques villages, est porté à un point très-nuisible. C'est une pâte presque toujours mal et souvent point levée, mal cuite, grasse, et chargée de choses ou grasses ou aigres, qui en font un des alimens les plus indigestes que l'on ait inventés. Ce sont les femmes et les enfans qui en font le plus d'usage, et auxquels ils conviennent le moins ; les petits-enfans sur-tout, qui vivent quelquefois plusieurs jours de suite de ces tartes, sont hors d'état, la plupart, d'en faire parfaitement la digestion ; ils contractent un principe d'obstruction dans les viscères du bas-ventre, et d'épaississement glaireux dans toute la masse des humeurs, qui les jette dans plusieurs maladies de langueur, fièvre lente, étisie, nouûre, humeurs-froides, foiblesse pour le reste de leurs jours, etc. Il n'y a peut-être rien de plus mal-sain qu'une pâte mal levée, mal cuite, grasse, et rendue aigre par l'addition des fruits. En envisageant les tartes du côté de l'économie, on trouveroit qu'elles dérangent aussi le paysan à cet égard.

Les humeurs des enfans sont naturellement visqueuses ; mais si les sucs nutritifs sont mal élaborés, cette viscosité augmente encore, et la disposition aux engorgemens des glandes, qu'on sait être propre au premier âge par ce défaut d'élaboration, redouble et finit par l'empâtement du système glanduleux, que l'Empyrisme confond avec les scrophules. Tout ce qui contribue à l'épaississement des liqueurs, doit donc favoriser la formation du carreau ; et c'est ce qu'opèrent plus particulièrement les substances austères et acides. Les mauvais fruits et les fruits verds; ou seulement à demi-mûrs, sont dans cette classe, parce que le mucilage nourricier n'est dans ces alimens qu'une matière acide et âpre, qui nuit également et aux solides et aux fluides. L'abus du laitage et celui de la plupart de ses produits, ont le double inconvénient d'engendrer une matière muqueuse très-tenace, et de donner naissance à la cacochylie acide. Les mauvaises eaux, les eaux de neige et de glace, ou celles des sols crayeux et gypseux, exercent tout à la fois des impressions mal-faisantes dans le travail de la chylification et dans celui des sécrétions, soit muqueuses, soit nutritives, soit terreuses et excrémentitielles, et produisent, par l'altération successive des fonctions, ou par l'introduction de l'acide et des substances salines qu'elles contiennent, l'épaississement des sucs et l'engorgement consécutif des glandes. Enfin, l'usage du vin nouveau, dont le peuple fait ordinairement sa boisson, contient une grande quantité d'acide tartareux, et par là est susceptible des mêmes inconvéniens. On sait que le plus grand nombre des enfans des paysans boivent du vin avec une sorte d'excès; et l'on sait, en outre, que la maladie la plus commune parmi les gens qui abusent de cette liqueur, est les obstructions dans le foie, dans les glandes du mésentère, et dans d'autres viscères du bas-ventre. On impute aussi à l'usage du cidre, qui est doux et piquant en même temps, la prérogative fâcheuse d'obstruer les glandes, et de donner lieu à la maladie du mésentère.

Wedel et *Chuden* ont avancé, trop généralement sans doute, mais avec beaucoup de vérité, que l'humeur de la transpiration habituellement supprimée et long-temps retenue, étoit la seule cause des engorgemens mésentériques, qui, si souvent, ont lieu parmi les enfans, et de l'atrophie qui en est ordinairement la suite. On sent, en effet, qu'une humeur excrémentitielle qui est retenue dans le corps, trouble l'harmonie de ses fonctions, soit qu'elle se jette sur les organes de la digestion, dont elle interrompt, dérange ou pervertit l'exercice, soit qu'elle se mêle au chyle, ou à d'autres liqueurs encore saines qui en sont viciées, épaissies, et par là disposées à engouer les vaisseaux, et à obstruer les glandes. La mal-propreté est une des causes décidées de la suppression de la transpiration; et il est de toute notoriété que les enfans qu'on élève sans soins et dans une mal-propreté révoltante, sont les plus sujets au carreau. L'observation a encore démontré que cette maladie est quelquefois l'effet de la suppression ou de la répercussion inconsidérée d'une humeur que les efforts d'une nature active avoient heureusement déposée à la peau.

Le carreau survient aussi à la suite des fièvres exanthématiques, soit que les humeurs n'ayant point été complétement dépurées de l'âcre fièvreux irritant, ou soit que ces mêmes humeurs aient dégénéré de leurs qualités et de leurs consistances. J'ai vu la maladie du mésentère s'établir après la petite-vérole, plus fréquemment qu'après toute autre maladie exanthématique, parce que la petite-vérole opère quelquefois, dans la lymphe, la même dégénération qu'y produit le vice scrophuleux. Toutes les glandes conglobées peuvent indistinctement devenir le siége d'un engorgement opiniâtre; mais celles du mésentère s'affectent le plus ordinairement par une disposition particulière à l'enfance, et le carreau se déclare avec ses signes les moins équivoques.

Un des effets du vice rachitique est de gonfler prodigieusement l'abdomen, à cause des embarras et des obstructions qui se multiplient dans les viscères du bas-ventre. Très-souvent le rachitis se cache pendant long-temps sous les apparences du carreau, ou du moins on s'est apperçu que ceux qui avoient paru disposés au rachitis dans leur enfance, étoient particulièrement sujets aux engorgemens des viscères du bas-ventre. Mais le vice scrophuleux l'emporte sur le rachitique, pour produire la maladie du mésentère: et cette cause, qui est aujourd'hui très-commune, est une des plus formidables du carreau. On n'ignore pas que le vice scrophuleux, quel que soit le lieu de sa formation, se manifeste dans le système lymphatique, et de préférence dans les glandes conglobées [1]. Mais quelques Auteurs n'ont pas eu raison d'avancer que les scrophules ne s'amoncèlent jamais autour du cou, que le mésentère n'en contienne auparavant un très-grand nombre: ce qui sembleroit annoncer que le vice scrophuleux déposé primitivement dans les glandes mésaraïques, reflue ensuite vers celles du cou. Cette assertion est démentie par des faits anatomiques; et *Morgagni* en a recueilli de très-concluans.

L'espèce de carreau la plus fâcheuse, parce qu'elle est accompagnée de symptômes alarmans, et qu'elle est plus difficile à guérir, est celle qui provient des vices scrophuleux et rachitique réunis. De tous les virus connus, le rachitique est le seul qui porte une action directe sur les os mêmes, qui leur fait subir les changemens et les variations les plus singulières, comme le vice scrophuleux porte une action développante sur les glandes lymphatiques. Cependant, il y a apparence que ces deux virus unis se contrebalancent,

---

[1] Voyez mon Mémoire sur les effets & l'influence du vice scrophuleux sur l'économie vivante, qui a remporté le prix de la Société Royale de Médecine de Paris. (Note ajoutée.)

de manière que leurs effets réciproques en sont modifiés et comme combinés. En général, nous avons vu que le développement des accidens morbifiques n'est point aussi rapide que dans certaines espèces de rachitis, ni aussi retardé que dans quelques espèces de scrophules. Les os ne se courbent qu'à la longue, la difformité du thorax n'a lieu que dans les progrès ultérieurs du mal; d'une autre part, l'engorgement des glandes lymphatiques extérieures semble n'être que secondaire; c'est-à-dire, que celles du cou, des aisselles, des aînes s'engorgent lentement et bien du temps après l'obstruction de celles du mésentère et de la poitrine; de sorte qu'on ne vérifie jamais mieux qu'ici l'observation de *Russel*, qui dit que souvent les squirres des glandes du cou annoncent un état semblable dans celles de la poitrine et du mésentère [1].

Dès que les causes du carreau ont une fois posé les fondemens de cette maladie, les progrès plus ou moins rapides qu'elle fait sont proportionnés à l'activité des mêmes causes qui continuent à agir, ou à l'énergie des nouvelles causes qui servent au développement du mal. Par exemple, l'appétit qui, pour l'ordinaire, est augmenté dans le carreau, et qui, presque toujours, est satis-

[1] *De tabe glandulari, pag.* 24.

fait,

fait, parce que les enfans ne connoissent pas l'utilité des privations, contribue aux progrès de la maladie, attendu qu'il surajoute aux désordres de la digestion, et qu'il fournit une plus grande quantité de chyle mal conditionné, et d'humeurs dépravées. L'inaction à laquelle se livrent ces sortes de malades, ne nuit pas moins aux fonctions de l'économie animale, et favorise tout autant l'augmentation du carreau. La diarrhée, qui en est un des premiers et des plus graves symptômes, produit des effets très-fâcheux, et augmente rapidement les engorgemens du mésentère, si, comme il n'arrive que trop souvent, on parvient à la supprimer par l'usage continué des incrassans, ou l'application mal-à-droite des substances astringentes. La vie en commun est de même défavorable, soit parce qu'il est difficile qu'un certain nombre d'enfans réunis puisse être également bien soigné, soit parce que la transpiration des enfans exhalant une odeur acide, l'air se charge d'un principe mal-faisant, qui est absorbé et devient cause de la maladie ou de ses progrès. Une constitution de temps humide et froide, présente des inconvéniens analogues; et c'est par l'influence de ces températures, que la marche du carreau est et plus rapide et plus dangereuse. J'indiquerai encore l'usage des corps, qui doit être rangé parmi les causes les plus réelles de la maladie du mésentère, qui doit être compté au nombre de celles qui favorisent le plus ses progrès, et qui, concourant avec une grande foiblesse relative de tempérament, fait que les filles sont pour l'ordinaire plus sujettes au carreau, que ne le sont les garçons. La situation du corps pliée dans certains travaux auxquels on occupe les enfans du peuple, jeunes encore, sur-tout les filles, mérite à bon droit les mêmes reproches.

Une maladie qui sape dans ses fondemens les sources même de la vie, la nutrition, qui ferme le passage aux sucs destinés pour réparer les pertes journalières, doit être une maladie dangereuse et le plus souvent mortelle. Tel est le carreau dès qu'il a fait des progrès considérables. La nature est alors attaquée dans l'œuvre importante de la nutrition, des vaisseaux sans ressort sont obstrués, une matière visqueuse et froide engoue des glandes sans action ; c'en est fait du malade, si les désordres sont anciens, si les lésions organiques sont fortes et multipliées, si toutes les routes du chyle sont parfaitement embarrassées.

Cependant, le pronostic du carreau varie en raison des causes qui l'ont produit, et sur-tout en raison des périodes qu'il a parcourues. Dans les enfans à la mamelle, la maladie est plus aisée à guérir : celle des enfans sevrés, commence d'une manière plus insensible ; de sorte qu'on n'y fait pour l'ordinaire attention, que lorsqu'elle a jeté de profondes racines. En général, le carreau qui provient de la mauvaise qualité du lait, des mauvaises digestions, de l'abus des alimens, est d'une nature plus bénigne que celui qui a été occasionné par l'usage de la bouillie, par l'abus des absorbans, ou par une matière exanthématique, et par l'un des virus connus. Les fièvres intermittentes laissent quelquefois après elles des obstructions toujours fâcheuses dans les glandes du mésentère, et dans les autres viscères du bas-ventre.

Quant aux différens degrés du carreau, si ce mal n'a pas fait de grands progrès, si le bas-ventre n'est pas également entrepris, s'il n'y a, pour ainsi dire, encore qu'engouement des parties affectées ; en un mot, si le mal n'est encore qu'au premier degré, on peut compter sur l'action des remèdes appropriés aux causes du carreau, et aux circonstances. Dans le second degré, où les engorgemens du mésentère sont plus forts et plus tenaces, le pronostic est plus que douteux ; et le troisième degré de la maladie est presque absolument sans ressource.

Dans tous les cas, la force de la diarrhée, la qualité des déjections, et le degré de marasme, servent de règle, et modifient le pronostic.

Quand le cours de ventre est fort, que les selles sont très-délayées, très-fétides, le danger est des plus grands, sur-tout lorsque l'abdomen commence à s'affaisser. La mort pour l'ordinaire n'est point alors éloignée. Quand l'atrophie devient considérable en peu de temps, et que l'appétit pour les choses froides augmente, le malade court un péril imminent, principalement lorsque les déjections sont chyleuses, blanchâtres ou lientériques. Cependant, il arrive quelquefois que la maigreur n'est en raison ni des progrès que la maladie a faits, ni du danger pressant dans lequel le malade se trouve.

J'ai vu des enfans dont le mésentère étoit depuis long-temps très-malade, suivant que j'avois lieu de le croire par l'ordre des symptômes qui s'étoient progressivement établis, et par les progrès successifs de la maladie, ne point maigrir, ou du moins ne point dépérir en raison de l'ancienneté du mal, et du danger imminent dans lequel ils se trouvoient. Ces enfans, en effet, n'échappoient point à la mort, parce que l'appétit paroissant augmenté, et la maigreur n'étant pas remarquable, c'étoient ceux qui avoient été trop négligés, pour que l'art eût encore des ressources. Nous rendrons raison ailleurs de ce phénomèe n.

Le carreau présente, au contraire, un aspect

favorable toutes les fois que, dans quelque période que ce soit, la digestion commençant à se faire, l'appétit devient plus constant et plus régulier, l'enflure du bas-ventre diminue, et les forces reviennent ; toutes les fois qu'avec quelques-uns des signes précédens, on voit la peau s'assouplir, le visage s'animer, et les déjections prendre une consistance et une couleur plus naturelles. Ces indices sont la preuve que les engorgemens du mésentère se détruisent, que la résolution des sucs stagnans s'opère, et que le chyle dont la distribution commence à se faire, va porter dans les organes les principes de leur réparation, et les sources même de la vie.

Puisque la maladie du mésentère est une affection si dangereuse et si funeste, la méthode préservative doit ici, plus que dans beaucoup d'autres cas, avoir de très-grands avantages sur la méthode curative. On peut, sans doute, prévenir facilement le carreau, mais c'est en portant ses vues sur les abus de l'éducation physique. Si cette éducation est dirigée avec intelligence ; si on veille attentivement sur tout ce qui peut influer sur la santé du premier âge ; si on écarte avec un soin éclairé les causes ordinaires du carreau, non seulement on évitera cette fâcheuse affection, mais encore une foule d'autres maux, qui sont les écueils terribles de l'enfance.

Pour réussir en cela, l'enfant sera lavé à plusieurs reprises au sortir du sein de sa mère, avec une eau de savon tiède, afin que la peau soit décrassée à fond de toutes les viscosités qui se sont ramassées pendant le séjour du fœtus dans la matrice, et qui nuiroient au libre cours de la transpiration. Cet enfant sera nourri par sa mère, ne vivra que de lait et d'eau sucrée, s'il est possible, jusqu'à la première dentition ; à cette époque, on lui permettra l'usage du bouillon de viande ; et à mesure que les progrès de l'âge exigeront un surcroît d'alimens, on lui donnera des crèmes de pain, de riz, ou de toute autre substance de facile digestion. Peu à peu on lui accordera du pain, quelques fruits fondans de la saison, et des racines potagères, ou des herbages cuits sans beaucoup d'aprêts. Parvenu au moment du sevrage, cet enfant ne mangera uniquement que des soupes grasses, des végétaux apprêtés simplement, des fruits, des farineux, et quelque peu de bonne viande blanche ou de poisson de la meilleure qualité, du pain bien cuit, bien fermenté, bien levé ; il boira de l'eau pure.

Si cet enfant ne peut pas être nourri par sa mère, on lui choisira une nourrice dont le lait soit aussi nouveau qu'il sera possible. On fera jeûner cet enfant, à sa naissance, au moins pendant 24 heures, qui seront consacrées à favoriser la sortie du méconium; autrement, il sera conduit comme celui qui est allaité par sa mère.

Enfin, si cet enfant est condamné à être élevé avec une nourriture artificielle, on ne lui accordera que des crèmes faites avec les farineux les plus légers, du lait de chèvre ou de celui de vache récemment tiré, du bouillon de viande; et l'on suivra d'ailleurs les instructions qui ont été données pour l'éducation physique de celui qui tète le lait maternel.

Dans tous les cas, on ne perdra pas de vue la bonté des digestions; si elles sont laborieuses, on les aidera avec quelque doux aromate, ou quelque léger carminatif, ou bien par quelques doses de vin coupé avec quelque décoction appropriée. Si l'acide prédomine, on le réprimera par un usage habituel du sel fixe de tartre [1] dissous dans l'eau, et corrigé par du sucre, du miel, un sirop convenable, ou même par un peu de gomme commune, ou de gomme arabique, etc.

Cet enfant sera élevé sans maillot, sans corps; on lui fera des frictions sèches sur toute l'habitude du corps le plus souvent qu'on pourra, au moins 3 ou 4 fois par semaine; et ceux qui sauront se

---

[1] Voyez mon Mémoire sur l'ictère des nouveaux-nés, couronné par la Faculté de Médecine de Paris, pag. 49.

mettre au-dessus du préjugé, continueront de laver tous les jours cet enfant quelquefois avec de l'eau tiède, et le plus souvent avec de l'eau froide.

Quand il sera assez fort pour faire de l'exercice, on le laissera se livrer sans réserve à tous les amusemens de son âge; et bien loin de le contraindre au repos, on l'enhardira à s'exercer, sous l'espoir d'une de ces récompenses, qui sont d'un si grand prix pour celui qui les reçoit, et qui coûtent si peu à celui qui les accorde.

Après le sevrage, il faut encore des soins particuliers et un certain choix dans les alimens. Cet enfant sera suffisamment vêtu; on l'occupera à un genre de travail proportionné à l'âge et à la saison; on lui permettra toujours un exercice convenable. A la place de lui accorder des alimens pesans, indigestes et mal-sains, tels que sont le cochon, le fromage, les légumes secs, les fruits verds et gâtés, etc., on le nourrira de préférence, ou du moins on lui accordera, aussi souvent qu'il sera possible, des racines succulentes, telles que les carrottes, les navets, la scorsonère, le salsifis, le chervi ou gyrolle, etc., des légumes verds, des fruits rouges en été; s'il est débile, on lui donnera un peu de vin, on lui parfumera ses vêtemens et le lieu qu'il habite avec la vapeur des plantes aromatiques qu'on brûlera, et qu'on peut avoir presque par-tout à peu de frais.

Comme le carreau n'est point une maladie dans laquelle on doive attendre quelque chose des ressources de la nature, il faut l'attaquer dès qu'elle se déclare, ou du moins il faut dans tous les cas y opposer avec vigueur les armes que peuvent fournir l'hygiène et la thérapeutique.

Frederic Hoffman, très-lumineux sur la diète qui convient aux enfans que l'on a sevrés et qui viennent a être attaqués du carreau, conseille de les nourrir avec des bouillons de volaille degraissés et fort peu salés, aussi bien qu'avec une marmelade de pommes, préparée avec des jaunes d'œufs, du sucre, quelque peu de canelle, de macis et du vin. Lorsque l'orifice des veines lactées et les vaisseaux des glandes mesaraïques sont obstrués par des matières visqueuses, cet Auteur préfère à tout autre remède les bouillons de vieille volaille cuite avec de la racine de chiendent, du fenouil, du persil, de l'asperge et du céléri bien dégraissés. En effet, ce régime qui est atténuant, convient beaucoup dans une maladie où le besoin de détruire des sucs visqueux est si manifeste. Sous ce point de vue, l'usage du café peut être permis, et celui du chocolat agréablement aromatisé doit être salutaire. Si ces moyens, à raison de leur cherté, sont interdits aux enfans du peuple, ils peuvent aspirer aux bienfaits que procure le régime dont j'ai parlé dans l'article des préservatifs. Les navets qu'ils doivent manger abondamment seront pour eux un aliment peu coûteux et un remède. *Rosen* conseille de leur donner pour boisson de l'hydromel foible, ou du petit lait d'une vache qui a porté depuis peu, et se trouve au printems dans un paturage où il y a des ruisseaux, de belles eaux et de l'ombre (1). Ce régime où l'analogue n'exclut point les stomachiques tempérés; on en soutiendra les bons effets par les frictions, par l'exercice. Il faut proscrire le travail rude et soutenu.

Le traitement doit être considéré sous trois points de vue différens, 1°. celui de fondre; 2°. celui d'évacuer; 3°. celui de fortifier. On peut administrer ces remèdes tour à tour, ou les donner ensemble en les combinant, suivant l'état du mal et les circonstances.

1°. L'utilité des fondans est incontestable dans une maladie occasionnée et entretenue par des sucs épais et des viscosités qui engluent des vaisseaux qui sont incapables de réaction sur la matière qui les distend; aussi tous les Auteurs se sont appliqués à trouver quelque remède propre

---

(1) Maladies des enfans, page 98 - 9.

à détruire les engorgemens, en divisant l'humeur grossière et tenace qui les produit. Les uns ont eu recours au mercure ; les autres au fer, aux préparations solaires, à l'antimoine, aux substances salines, aux végétaux doués d'une faculté savoneuse et résolutive, etc. etc. Je vais rapidement indiquer les propriétés générales de ces différens remèdes, et les divers médicamens qu'on en a tirés.

Le mercure est un fondant très-efficace, et lorsqu'on l'applique avec méthode il opère la résolution des engorgemens les plus fâcheux. Les préparations dont on fait usage sont l'éthiops minéral, le calomelas, la panacée mercurielle, le mercure gommeux de *Plenk*, l'eau de mercure de M. *Theden* (1), le mercure doux martial (2), les frictions avec l'onguent mercuriel, enfin les lavemens mercuriels de M. *Royer*, qu'on doit

---

(1) Prenez deux onces de mercure doux réduit en poudre très-fine, faites les bouillir au bain de sable pendant deux jours dans deux mesures d'eau, coulez et divisez en 120 parties égales la demi-mesure dans laquelle se trouvent dissoutes deux dragmes de mercure ; on en donne matin et soir une dose. *Nouvelles remarques et observations sur la chirurgie et la médecine*, pag. 167, *en Allemand.*

(2) *De mercurio dulci martiali, ejusque præparatione et usu medico.* A Francfort sur l'Oder, 1774.

d'autant moins négliger, que la résolution des embarras mésentériques dépendant quelquefois moins de l'accroissement des forces de toute la constitution, que de l'abord du remède fondant à la partie obstruée, il importe beaucoup d'appliquer le mercure sur les endroits d'où il puisse être absorbé par les vaisseaux lymphatiques qui le portent directement au lieu de l'obstruction. Quoi qu'il en soit, le mercure a reçu de très-grands éloges dans le traitement de la maladie du mésentère. M. *White* a singulièrement loué le calomelas; et M. *Gisler* ne croyoit pas qu'il y eût de meilleur remède que le calomel uni au camphre et au safran (1). M. le Professeur *Hartmann* a souvent réussi avec le mercure gommeux de M. *Plenck*, préparé suivant la formule des Médecins de Berlin, et a proposé d'après ses succès le mercure doux martial, comme réunissant les

---

(1) Prenez de calomel préparé, trois gros; de camphre un gros, de safran un gros, de thériaque demi-once: mêlez exactement et formez en des pilules du poids de deux grains chaque. Le calomel préparé, suivant l'Auteur, se fait ainsi: prenez de mercure purifié par la distillation, 19 onces: triturez avec 20 onces de sublimé corrosif, jusqu'à ce que le vif-argent ne paroisse plus: mettez ce mélange en digestion, et distillez ensuite. *Mémoires de l'Acad. Roy. de Suede*, tom. XXIX, quatrième trimestre, art 8, pag. 353, *en Suédois*.

qualités attenuantes du mercure aux vertus corroborantes du fer. M. *Werlhof* a écrit sur les avantages qu'on peut retirer au moyen du remède altérant de *Plummer* (1), et M. *Rosen* a publié un formule de sa façon, dans laquelle le calomel joue un rôle très-important (2).

Les propriétés médicamenteuses du fer se réduisent à une seule bien constatée, qui est la tonique. Le fer convient par conséquent aux constitutions froides, débiles, ou à ceux dont la fibre pèche par relâchement; et dans ces cas, il agit comme apéritif. Aussi l'observation a-t-elle

---

(1) Prenez de soufre doré, d'antimoine et de calomelas, de chaque deux dragmes; pulvérisez sur le marbre le calomelas qui doit être en poudre grossière, et incorporez-y de temps en temps un peu de soufre doré d'antimoine, jusqu'à ce que le tout soit bien mêlangé et réduit en poudre impalpable. Ajoutez pour lors de gomme de gaïac trois gros, de résine de gaïac un gros, et de baume de copahu ce qu'il faut pour donner au tout une consistance solide. Divisez chaque dragme en 12 pilules, et donnez-en trois matin et soir. Opera medica; édit. de Wichmann, p. 644.

(2) Prenez d'extrait de chardon benit et de suc épaissi de reglisse, de chaque un scrupule; de calomelas bien préparé, quinze grains; d'aloës gommeux sept grains et demi: mêlez exactement, et faites des pilules du poids de deux grains chaque. *Dissert. medic. de Tussi*, dans la collection des theses de Haller, tom. 11, p. 90.

appris que le fer est très-efficace contre les maladies chroniques qui ont leur source dans la foiblesse, et la laxité, dans les obstructions commençantes, dans les empâtemens dûs primitivement au défaut de ressort des fibres, et qu'il ne faut pas confondre avec l'atonie consécutive, ou le *ressort forcé*, si l'on peut s'exprimer ainsi; contre les maladies encore légères, ou pour détruire les restes de ces maladies. Alors le fer fortifie les solides et rapproche leurs élémens, en augmentant la force vitale, ou en excitant une petite fièvre salutaire qui dégage les viscères, dissipe les obstructions, de même que la petite fièvre nocturne à laquelle les enfans sont quelquefois sujets, et qui enlève les obstructions des viscères, lesquelles ont si souvent lieu dans l'enfance (1). Qu'on juge après cela de l'utilité du fer dans la maladie du mésentère. Le sel de mars de *rivière*, la teinture de mars de *Ludwig* [2],

---

(1) Voyez M. Fouquet, *de usu medico ferri*, dans ses prélecons académiques.

(2) Voyez Venel : *Quænam sint martis tincturæ præstantiores? An Ludovici Tinctura, an Tinctura Sthalii?* Monet, traité des eaux minérales, pag. 258. Cartheuser, *Pharmacologia*, sect. V, pag. 300. Selle, médecine clinique, tom. 2, pag. 239, &c.

et l'essence douce de *Sthal* [1], qui tire du fer une partie des vertus spécifiques qu'on lui attribue, ont été recommandés dans le traitement du carreau. J'ai reconnu assez souvent les avantages qu'on peut obtenir avec la limaille de fer non rouillée et porphyrisée : préparation de ce

(1) Voici la recette de l'essence douce de *Sthal* que je place ici, parce qu'elle est décrite dans très-peu d'ouvrages. Prenez du nitre, du tartre crud, de la limaille de fer, de chacun quatre onces ; réduisez en poudre fine que vous jetterez peu à peu dans un creuset rougi au feu ; puis vous entretiendrez le feu pendant quatre heures. Pilez la masse dans un mortier de fer, et mettez-la aussitôt dans un matras, dans lequel il y aura 18 onces d'esprit de vin rectifié un peu chauffé : luttez le matras et le mettez au bain de sable pendant quatre jours, après lesquels on filtre cette première teinture. On prend ensuite le résidu de cette digestion, on y ajoute 4 onces d'antimoine crud, une livre de bon vinaigre de vin ; on met ce mêlange dans une terrine sur le feu, et on le remue avec une spatule de bois, jusqu'à consistance de miel, qu'on remet dans le matras : on verse 18 à 20 onces de vin du Rhin, et on y ajoute deux gros de rhubarbe. On lutte le matras, et on le met au bain de sable pendant huit jours : on verse cette seconde teinture par inclination, et on la mêle avec la première. On y ajoute un ou deux gros d'huile de sassafras. Ce remède, en fortifiant, attenue l'épaississement de la lymphe, la rappele dans la circulation, et l'entraîne avec les urines dont il augmente là secrétion.

métal que je préfére communément à toutes les autres. L'opiate mésentérique de M. *Baumé* [1], composée de plusieurs drogues résolutives, reçoit du mercure doux et de la limaille de fer préparée, un surcroît de propriétés fondantes qui la rendent très-appropriée pour les obstructions du foie, de la rate et du mésentère. Les eaux minérales ferrugineuses, naturelles ou artificielles [2] produisent tous les jours de bons effets; et comme j'ai vu des succès non équivoques d'une composition qui passe ici pour un secret de famille, je me permettrai d'en donner ici la formule.

---

(1) Prenez demi-once de gomme ammoniac, six gros de séné, de poudre cornachine et de rhubarbe, de chaque trois gros; de mercure doux, de racine d'armu et d'aloës succotrin, de chaque trois gros; de limaille de fer préparée, demi-once, de sirop de pommes composé, quantité suffisante pour former un électuaire dont la dose est depuis un demi-gros jusqu'à deux gros. Élémens de Pharmacie, 5e. édition, pag. 598.

(2) La formule suivante présente un exemple d'une eau minérale artificielle, aussi aisée à composer, qu'elle peut être utile dans différens cas. Prenez d'eau de fontaine, dix pintes; de cristal minéral, une once; de vitriol de mars, une demi-once. Faites dissoudre les sels, en agitant la liqueur à nombre de reprises, pendant cinq à six jours, et conservez-la pour l'usage. Journ. de médec. mil. t. V, pag. 473, note.

Prenez de sucre fin, une once; de cassia lignea, une once; de rhubarbe, de fleur de soufre et d'aloës lavé, de chaque deux dragmes; de limaille de fer, une once et demie : mettez toutes ces drogues en poudre très-fine, et après les avoir mêlées bien exactement, faites-en une opiate avec ce qu'il faut de sirop de chicorée composé de rhubarbe. On en donne chaque jour, depuis une demi-dragme jusqu'à deux dragmes, et l'on place un purgatif de temps en temps.

L'or, suivant M. de l'*Alouette*, a tous les avantages du plus grand apéritif que possède la médecine; non détruit, mais seulement prodigieusement atteuné par les dissolutions qu'on lui fait subir en le préparant, il a, comme le mercure et d'autres métaux, la propriété de résoudre puissamment la lymphe épaissie; et ses effets incontestables sont de diviser les molécules constitutives et vicieusement cohérentes des humeurs, et d'augmenter les réactions des solides. On administre l'or, suivant les procédés de M. de l'*Alouette*, sous trois formules générales qui sont les pilules résolutives uniquement composées de savon antimonial solaire; les pilules laxatives qui sont un mêlange de ce même savon et d'aloës succotrin; enfin, les pilules toniques qu'on forme en unissant le savon antimonial solaire avec le savon martial du même Auteur. Ainsi, au moyen de ces trois compositions, on peut successivement remplir les trois indications que la maladie du mésentère présente ; sur-tout lorsque les obstructions dépendent du vice scrophuleux. Personne n'ignore que le remède de M. de l'*Alouette* est principalement approprié contre ce vice, quoiqu'on puisse l'administrer très-utilement à des malades attaqués d'engorgemens et d'obstructions dans les viscères du bas-ventre.

L'antimoine a des facultés attenuantes qui lui méritent une place distinguée parmi les remèdes utiles pour la cure des obstructions. Ce remède pousse à la peau, et augmente même toutes les excrétions, sans compter qu'il possède une espèce de vertu narcotique. Les préparations qu'on peut employer sont le tartre stibié, le kermés minéral qui est un remède très-précieux, le soufre doré d'antimoine ; l'éthiops antimonial de M. *Lewis* (1); la terre foliée de tartre antimoniale de M. *Lehman* (2) ; le soufre doré d'antimoine liquide de M. *Guerick* (3), qui passe pour diviser supérieurement la lymphe épaissie, et résou-

---

(1) Nouveau Dispensaire, tom. II, pag. 532.

(2) *De terrâ foliatâ tartari antimoniatâ, ejusque viribus medicis.* Halle, 1778.

(3) *De sulphure antimonii aurato liquido*, dans la collection de *Baldinger*. Tom. III, pag. 164.

dre toutes les congestions qu'elle forme. Le kermés minéral m'a rendu les plus grands services ; j'ai vu qu'il détruisoit sûrement les matières glaireuses, qu'il enlevoit les obstructions, qu'il ouvroit tous les couloirs, enfin qu'il fortifioit réellement toute la constitution. Il reçoit du mercure doux et du camphre, auxquels on peut l'associer, de nouvelles vertus ; et cette combinaison remplit presque toutes les indications qui se présentent le plus ordinairement dans plusieurs cas de la maladie du mésentère. Le mercure doux et le kermés minéral, triturés ensemble, se corrigent et s'améliorent réciproquement ; et le camphre qu'on incorpore dans ce mélange à l'aide d'une nouvelle trituration, favorisée par quelques gouttes d'esprit de vin, y surajoute une vertu singulièrement sédative et balsamique. La matière médicale possède peu de remèdes aussi énergiques, pour opérer des cures inattendues dans plusieurs maladies chroniques, rebelles et invétérées, qui se démontrent souvent par l'engorgement et l'endurcissement des organes glanduleux (1).

Les substances salines jouissent, en général, d'une propriété stimulante et d'une vertu apéri-

(1) Voy. les Mémoires de la Société Royale de Médecine. Tom. V, pag. 267, hist.

tive, au moyen desquelles elles sont très-recommandables pour la guérison du carreau. Celles qui méritent la préférence sont le sel fixe de tartre, le sel ammoniac, la terre foliée à base d'alkali minéral, le sel marin calcaire, la terre foliée de tartre, le sel végétal, le sel de M. *Descrozilles*, le sucre de lait, enfin le borax uni à la crème de tartre. Le sel marin calcaire, qu'on ne peut administrer que dans l'eau distillée, est un remède peu coûteux et d'une très-grande efficacité, notamment dans le carreau, même lorsque le vice scrophuleux en est la cause. Le meilleur fondant qu'on puisse employer, suivant M. *Guenet*, c'est la terre foliée de tartre à la dose de six grains, avec deux grains de poudre de ciguë, le tout mêlé ensemble, qu'on donne trois fois par jour. M. de *Lassone* nous a appris qu'un gros de borax et autant de crème de tartre, fondus dans une chopine d'eau, forment un fondant doux et très-pénétrant, même une préparation légérement laxative, qui ne fatigue point l'estomac, et ne produit aucune irritation dans les entrailles. Les vertus apéritives du sucre de lait sont aujourd'hui très-connues; et la gelée de cerfeuil au sucre de lait (1), recommandée par M. *Burg-*

(1) Pour faire la gelée de cerfeuil au sucre de lait, à laquelle M. *Burggrave* attribue de grandes vertus contre

grave, offre une composition plus active, agréable et restaurante pour ceux qui peuvent faire les frais de ce remède utile. M. *Roederer* a fait usage, avec succès, du sel ammoniac fondu dans la matière d'un lavement contre les engorgemens des viscères de l'abdomen, procurés par une matière muqueuse, tenace et dépravée.

Quant aux végétaux que des facultés savonneuses et résolutives ont fait proposer pour détruire les engorgemens du mésentère, ils sont en très-grand nombre ; je me contenterai seulement de désigner la ciguë, la laitue vireuse, la jusquiame, la saponaire, les plantes chicoracées,

---

les obstructions des viscères, et pour atténuer les humeurs, on prend trois pieds de veau et deux onces de corne de cerf râpée, qu'on fait bouillir avec une pinte et demie d'eau dans un vase bien fermé. A une forte chopine de colature de ce bouillon, on ajoute trois poignées de cerfeuil jeune et nouvellement cueilli. On fait encore bouillir pendant quelques minutes, on passe dans un linge, et on conserve cette gelée pour l'usage dans des pots de faïence. Lorsqu'on veut s'en servir, on en fait bouillir une cuillerée dans demi-setier d'eau de veau ; après quoi on y fait fondre depuis un gros jusqu'à une demi-once de sucre de lait. Cette dose est répétée soir et matin. Pour seconder l'effet de ces bouillons, on y joint des lavemens composés d'eau de son, d'une cuillerée de miel et de deux gros de sel ; on les prend dans la matinée. *Observat. et Consultat. choisies de Médec. en allemand.*

les gramens, les capillaires, etc. etc. L'extrait de ciguë a joui d'une très-grande célébrité, et semble tomber actuellement dans une espèce de discrédit, parce qu'il n'a rien produit, ou qu'il a mal réussi dans quelques circonstances : comme si un remède efficace devoit toujours réussir et faire constamment du bien, malgré sa mauvaise administration. L'extrait de ciguë, dis-je, a reçu des éloges de la part des Observateurs les moins prévenus. M. *Quarin* s'est assuré plusieurs fois de ses bons effets contre les engorgemens et les obstructions des viscères. M. *Tissot* affirme qu'il guérit plusieurs cas d'écrouelles ; qu'il soulage les cas incurables ; qu'il donne de l'appétit et fortifie l'estomac ; qu'il fortifie, d'une façon marquée, les petits enfans, et qu'il ne nuit à personne. M. *Burggrave* assure que l'extrait de ciguë a la vertu de dissoudre les humeurs stagnantes dans les vaisseaux des glandes, bien qu'il ne puisse rien contre l'endurcissement du corps glanduleux même. Mais c'est assez de ces autorités. Je remarquerai seulement que, pour tirer parti de ce remède fondant, il faut se souvenir, 1°. que la fièvre et la disposition fébrile contrindiquent formellement son usage : 2°. que l'action de la ciguë s'exerçant par une simple détente, par le relâchement des fibres nerveuses en crispation, qui sont le noyau de presque tous les engorgemens glanduleux, il résulte de son usage prolongé la suspension de certaines excrétions, une sorte d'engouement et d'empâtement dans l'estomac et les premières voies, qu'on est obligé de combattre par des purgatifs réitérés, et qu'on diminue en combinant l'usage du quinquina avec celui de la ciguë. Je ne dirai rien de l'extrait de laitue vireuse, ni de celui de jusquiame blanche, qu'on peut employer avec profit. La saponaire est douée d'assez grandes vertus, soit en extrait, soit en décoction. M. *Lieutaud* recommande l'usage de la racine fraîche de chiendent. Le fameux remède de *Fourmi*, contre la fièvre lente des enfans, produite par les obstructions du mésentère, n'est composé qu'avec trois poignées de sommités ou feuilles de capillaire vertes et fraîches, qu'on fait infuser sur la cendre chaude, pendant la nuit, dans deux ou trois setiers de bonne eau de fontaine, et qu'on fait boire à l'ordinaire, toute seule, ou avec très-peu de vin. La racine de polypode de chêne est un très-bon remède ; et M. de *Gardanne* prétend qu'on ne lui rend pas assez de justice. *Gumenus* vante la décoction des feuilles de pêcher ; *Fuller*, celle des feuilles de tussilage. MM. *Acrel* et *Richter*, deux Savans distingués, nous apprennent qu'ils ont donné, avec le plus grand succès, la racine d'arrête-bœuf (*ononis spinosa*) en décoction, dans la consomption des enfans, qui la plupart du temps, pour ne pas dire toujours, provient de l'obstruction des glandes du mésentère. Par son usage, dit M. *Richter*, le bas-ventre s'amollit, les parties atrophiées reprennent, et dans l'espace de six semaines, on voit ces enfans de retour à leur premier état de santé. Comme l'usage de ce simple cause en général la perte de l'appétit aux malades, on remédie à cet inconvenient, en leur faisant prendre quelques médicamens stomachiques, et, de préférence, l'élixir de quinquina du Docteur *Whytt*. M. *Marx* a guéri, avec la décoction des glands de chêne, plusieurs enfans manifestement attaqués du carreau, même à un degré très-avancé. M. *Bergius* a fait connoître les vertus résolutives de l'huile de palmier, etc. etc. On sait que les lavemens viscéraux de M. *Kempf*, si vantés contre les engorgemens des viscères du bas-ventre, sont uniquement composés avec les plantes résolutives et émollientes, telles que la racine de squine, de chicorée, la petite centaurée, la tanaisie, le bouillon blanc avec ses fleurs, les fleurs de camomille, etc.

2°. Si l'indication de fondre les embarras mésentériques forme une des principales vues du traitement méthodique du carreau, celle d'évacuer les produits de la fonte humorale n'est ni moins essentielle à remplir, ni moins prépondérante.

On évacue ces humeurs hétérogènes par le vomissement, par les selles, par les urines, par la transpiration ; car, quoiqu'il faille s'attacher, dans la maladie du mésentère, à soutenir toutes les excrétions, un Médecin habile songera toujours à favoriser celle dont la nature paroît vouloir se servir, pour expulser la cause matérielle de la maladie. Les vomitifs sont assez souvent nécessaires au début du traitement, pour aider, par le dégagement de l'estomac et des intestins, l'action des incisifs ; mais il est bon de les placer par intervalles, pour donner quelques secousses salutaires au genre nerveux, pour changer avantageusement la manière d'être habituelle, et déplacer les sucs croupissans dans les tissus cellulaire et vasculeux du mésentère. L'ipécacuanha et le tartre stibié, donnés séparément ou combinés, trompent rarement l'attente du praticien, et ces vomitifs méritent d'être préférés à tous les remèdes de cette classe. Les purgatifs ont une action moins décidée ; mais comme ils multiplient les points d'irritation sur le trajet du canal intestinal, ils sont quelquefois plus utiles, en attirant une plus grande affluence de sucs grossiers et dégénérés. Les circonstances décident du choix, du temps et du nombre des fois qu'il faut les réitérer. En général, les purgatifs doux, tels que la casse, la manne, font du mal ou ne font rien ; il faut se servir des sirops purgatifs, tels que celui de chicorée composé, celui de fleurs de pêcher, celui de roses pâles, celui de pommes, celui de calabre, celui de nerprun, de l'huile douce de ricin, de la rhubarbe, du séné, du jalap, de l'aloës, de la poudre cornachine : la scammonée et les préparations où cette drogue entre, sont sur-tout très-recommandables, parce que la scammonée causant une prompte dissolution du sang qu'elle réduit en sérosités, et faisant rendre des excrétions aqueuses et d'odeur cadavéreuse, selon l'observation de *Boërhaave* et de *Van-Swieten*, on sent que ce remède peut être difficilement remplacé dans les cas où l'épaississement des liqueurs est le principal effet de la maladie. On pousse doucement par les sueurs, en buvant une décoction de racine de buis, de squine, de bardane, de salsepareille ; celle de bois de santal citrin râpé, ou bien celle des plantes diapnoïques, telles que la douce amère, la scabieuse, la véronique, la buglosse, etc. Quant aux urines, on les excite avec le jus des cloportes écrasés vivans, délayés dans une tisanne diurétique ; avec l'esprit de sel dulcifié, jeté dans une boisson appropriée ; avec les décoctions de bousserole, les infusions de pariétaire, etc. etc.

Quoique ces diverses évacuations puissent être également utiles dans le traitement de la maladie du mésentère, cependant celles qui ont lieu par les couloirs de la peau et des intestins, sont et plus salutaires et plus généralement avantageuses. On a vu les purgatifs seuls, pris dans la classe des toniques, guérir des enfans très-maltraités par le carreau. M. *Selle* cite le cas d'un enfant âgé de trois ans et demi, réduit à la dernière période de la maladie, et à qui cependant M. *Herz* rendit la santé au bout de quatre semaines, par le seul usage de la rhubarbe et de la terre foliée de tartre, mêlés ensemble, et donnés matin et soir à la dose de huit grains de chaque (1). *Sydenham* a consigné dans ses ouvrages la formule d'une eau de rhubarbe dont il faisoit le plus grand cas pour les maladies des enfans, causées par le mauvais état des premières voies, et les embarras du mésentère (2). *Hoffman* avoit coutume de rehausser les vertus de la rhubarbe qu'il prisoit aussi beaucoup, par l'addition de quelque sel neutre (3). Le Professeur *Burchard* rapporte avoir mis fin, en trois mois, aux maladies du mésentère les plus désespérées, en continuant sans re-

(1) Neve Beytrage zur natur. Arzeneiwischensch 1 th. n. 4, pag. 134 et 135.

(2) Schæl. monit. de nov. febr. ingres. p. 367. Conferez. et process. integr. in morb. omn. cur. p. 521.

(3) Dict. de James, mot *infans*.

lâche, et en combinant ensemble les mercuriaux, les bains et les aloétiques (1).

Dans une maladie où les routes du chyle sont obstruées, l'usage intérieur des diaphorétiques doit avoir un effet beaucoup plus précaire encore que ne l'ont ordinairement ces sortes de remèdes. Aussi les frictions sèches et les bains, soit d'eau douce, soit d'eau de mer, l'emportent-ils sur les meilleurs sudorifiques donnés à l'intérieur. Les bains réussissent souvent au-delà de toute espérance ; et je suis parvenu, par leurs moyens, à calmer les orages les plus fatigans du carreau. Les bains, avec l'eau de mer, ont été réputés comme des remèdes curatifs dans cette maladie ; et je pense que, dans une infinité de cas, on tireroit un grand parti du sel marin en poudre très-fine, et répandu sur tout le corps. Cette pratique surpasse en efficacité tous les diaphorétiques.

3°. J'ai dit que la troisième indication qu'on devoit remplir dans la maladie du mésentère, étoit de fortifier, parce qu'il ne suffit pas de résoudre et d'évacuer, pour guérir radicalement cette maladie, mais qu'il faut encore raffermir toute la constitution, et particulièrement les organes qui ont été les plus affoiblis, et rétablir l'action des

---

(1) Disp. de febrib. mesentericis acutis. 4°. Rostock, 1727, §. 56, pag. 30.

vaisseaux absorbans. La teinture de camphre, le quinquina, les préparations de fer, les bains froids sont des toniques efficaces. Ils raniment l'énergie languissante des vaisseaux, rétablissent dans leur premier état les parties qui avoient été trop distendues ; et si l'on oublioit de les mettre en usage, on peut dire qu'on ne satisferoit pas à tous les points du traitement méthodique du carreau, du moins qu'on ne détruiroit pas la disposition aux rechûtes. Les moyens qui excitent l'action du système absorbant, ne diffèrent point de ceux que j'ai fait connoître ; on sait, depuis qu'on est plus éclairé sur l'état de ce système, que son action est vivement sollicitée par une distension extrême, par une forte pression, par des frictions prolongées, par les vomitifs, par les cathartiques, par l'électricité, sur-tout par le mercure qui doit être mis à la tête des médicamens de cette classe, par une chaleur humide procurée par les bains, les fomentations ou les cataplasmes, etc. etc. : de manière qu'on trouve, soit dans les propres effets du mal, soit dans les secours mêmes qui conviennent au carreau, la raison de la plupart des phénomènes relatifs à cette maladie, à ses progrès et aux moyens que la nature emploie, pour tirer parti ou pour seconder l'effet des remèdes.

Tels sont en somme les vues générales du traitement du carreau, et l'ensemble des moyens qui peuvent satisfaire à ces différentes vues. On n'a pu indiquer quelles sont les indications particulières et subordonnées de ce traitement, parce qu'elles dépendent des circonstances de chaque cas, et des nuances fines qui se font remarquer dans ces cas par les Praticiens instruits et judicieux. Par exemple, la saignée ne convient pas au carreau; cependant il est quelquefois utile de répandre le sang, sur-tout d'appliquer les sangsues à la marge de l'anus, pour obvier aux congestions déterminées dans les vaisseaux sanguins par les embarras des lymphatiques et l'engorgement des glandes conglobées. Ces saignées diminuent d'ailleurs l'irritation, et favorisent des remèdes qui pourroient l'augmenter, quoiqu'ils soient bien indiqués par la nature de la maladie. Les absorbans ne doivent pas réussir dans les empâtemens et les obstructions des viscères; mais il est, dans ces cas, des circonstances qui exigent leur application, comme lorsqu'il y a des humeurs acides dans les premières voies : aussi M. *Fothergill* plaçoit-il, avec succès, un mélange d'yeux d'écrevisses et de tartre stibié dans les commencemens de la maladie du mésentère. Les fondans sont les vrais remèdes du carreau; néanmoins, lorsque le mal a fait de certains progrès, leur usage intérieur ne fait souvent qu'affoiblir les malades, et rendre la maladie plus opiniâtre ; et quelquefois, loin de fondre la matière contenue dans les glandes, ces remèdes affoiblissent davantage les solides, et dissolvent de plus en plus les humeurs, d'où s'ensuivent des hydropisies mortelles, du moins pour l'ordinaire. Pour parer à de tels inconvéniens, il ne reste d'autre parti que de combiner les résolutifs, les délayans et les adoucissans, suivant la méthode de M. *Schæffer*. Ce Praticien attribue, avec M. *Marx*, des vertus particulières au café de glands pris avec du lait et du sucre ; il joint à l'usage de cette boisson des bains préparés avec des simples, du lait et du savon ; des lavemens composés avec le stachys, la petite centaurée, les fleurs de camomille, la racine de chiendent ; enfin, une potion où entrent le savon de Vénise, le vin antimonial de *Huxam*, l'eau de fenouil et le sirop de rhubarbe.

Après avoir expliqué ce que c'est que le carreau, déterminé sa nature et son siége, décrit les symptômes qui le caractérisent, indiqué les cas et les maladies analogues, nommé les causes qui lui donnent naissance ou qui favorisent ses progrès, porté le pronostic qui convient à ses causes et à ses degrés, exposé la méthode préservative, tracé le régime propre aux malades, et détaillé les remèdes qui remplissent les diverses indications de la maladie du mésentère; il me reste à rapporter des faits qui confirment ce que j'ai avancé, et qui, en présentant cette maladie sous des aspects différens, puissent ou confirmer ou rectifier mes détails, et indiquent, d'une manière plus précise, ce que l'on doit attendre des remèdes.

PREMIÈRE OBSERVATION.

M. D.**** avoit successivement perdu, à la même époque et de la même manière, quatre enfans, garçons ou filles, quoiqu'ils eussent paru, à leur naissance, robustes et bien constitués, gras et fleuris. Ces enfans avoient été élevés sans règle, ils avoient eu le lait à discrétion; on leur avoit accordé, sans choix et avec profusion, tous les alimens dont se nourrissent les adultes. Peu après le sevrage, ces enfans avoient commencé à languir, et la fièvre lente, accompagnée de diarrhée et de gros ventre, les avoit conduits peu à peu au tombeau. Le cinquième enfant de ce père infortuné éprouva le même sort le 20 juillet 1779; et M. D.**** exigea l'ouverture du cadavre de cette cinquième victime, espérant que les lésions organiques qui seroient constatées, donneroient des lumières pour le traitement, soit préservatif, soit curatif, des enfans qu'il pourroit avoir encore. Le cadavre fut ouvert, le 21 juillet, par

par M. *M*******. Voici la copie du procès-verbal qui en fut dressé, pour être remis aux parens.

» Le 21 juillet 1779, nous avons procédé à l'ouverture de la fille de M. D.**** âgée de cinq ans, morte la veille. Le corps étoit dans un grand dépérissement, les membres étoient atrophiés, et les extrémités inférieures étoient édématiées : la tête et la poitrine avoient le volume et la conformation qu'elles ont ordinairement ; mais le bas-ventre étant beaucoup plus volumineux, tendu, météorisé, et ayant été tel pendant le cours de la maladie, cette capacité a été l'objet de nos premières recherches. Les tégumens et les enveloppes du ventre ayant été incisés, l'épiploon s'est présenté flétri et dépourvu de graisse, le foie s'est trouvé avoir un volume considérable, et porter des obstructions, de petites squirrosités dans certaines parties ; l'estomac étoit très-rapetissé, mais il étoit sans altération, ainsi que la rate et le pancréas ; les gros intestins et le duodenum étoient en bon état, mais le jejunum et l'iléum ont été très-altérés, d'un tissu molasse, infiltré de sanie ; le mésentère contenoit une quantité de glandes dont le volume étoit depuis un pois jusqu'à celui d'une noix ; les unes étoient fondues et déjà flétries, les autres étoient en suppuration, et quelques-unes étoient encore dures et squirreuses. On voyoit entre les lames du mésentère des fusées de pus qui aboutissoient à des glandes suppurées, ou à de petits abcès; et la plupart des vaisseaux lactés étoient rendus apparens par la matière purulente qui les distendoit. Les reins et les autres viscères du bas-ventre étoient en bon état. Dans la poitrine, nous avons trouvé quelques adhérences de la plèvre avec les poumons; la couleur du lobe gauche étoit plus foncée, et son parenchyme étoit un peu infiltré de matière purulente. Le cœur étoit flétri, vide de sang, et le thymus étoit sensiblement engorgé. Le crâne ayant été ouvert, le cerveau n'a point eu de lésions remarquables. En général, toutes les glandes lymphatiques ont paru plus renflées qu'elles ne sont d'ordinaire, et la substance des viscères, tant à l'intérieur qu'extérieurement, étoit d'une couleur blanchâtre ».

» Sur l'exposé qui vient d'être fait, nous estimons que les engorgemens du mésentère ont été la cause prochaine de la maladie qui a fait périr la petite D****. L'obstruction des vaisseaux lactés, en fermant les issues par lesquelles le chyle passe dans le sang pour la nutrition et la réparation des parties, a dû nécessairement amener le marasme et la mort, tandis que l'absorption de la matière purulente contenue dans les glandes qui étoient tombées en suppuration, a causé les redoublemens de fièvre étique, et peut-être la fonte totale de la graisse. Tous les autres désordres ont été seulement symptômatiques ».

» On peut prévenir ces obstructions, 1°. par un régime convenable; 2°. par quelques remèdes appropriés; 3°. par des attentions soutenues dans les objets relatifs à l'éducation physique ».

» 1°. Le régime consiste à nourrir convenament l'enfant, prenant soin d'éviter les deux extrêmes. A sa naissance on lui donnera (puisque la mère ne peut pas nourrir) le lait d'une nourrice récemment délivrée, saine, bien portante et d'une moyenne complexion. Ce lait, qui sera toujours dispensé avec une certaine économie, fera toute la nourriture de l'enfant, s'il est possible, jusqu'au huitième mois, à moins que les circonstances n'en ordonnent autrement. A l'époque de huit mois on l'accoutumera peu à peu à la soupe bien trempée et non mitonnée, au pain bien cuit, aux fruits fondans, et sur-tout au bouillon de viande, avec lequel on fera les soupes d'usage. Au sevrage, on réglera les répas de l'enfant, et on lui permettra quelque peu de viande blanche, beaucoup de racines et d'herbes potagères, les legumes tendres et les bons fruits de la saison, les œufs frais cuits en coque, et l'eau pure pour boisson. A mesure que l'enfant grandira on augmentera la quantité de ses alimens, sans rien changer à leurs qualités. C'est par la sobriété, par la tempérance, pourvu toutefois qu'elle ne soit pas outrée, qu'on préviendra les mauvaises digestions, la formation des sucs visqueux, qui engluent les vaisseaux lactés et obstruent les glandes du mésentère ».

» 2°. Il faut peu de remèdes aux enfans, et en général un régime sagement ordonné prévient presque tous les maux accidentels de l'enfance; cependant on conseille ici d'aider les digestions, lorsqu'on reconnoîtra qu'elles sont pénibles par les souffrances de l'enfant qui digère, au moyen du bon vin mêlé avec trois ou quatre parties d'eau ou d'une décoction faite avec la racine de chiendent : on donnera de temps à autre quelques préparations de rhubarbe pour nétoyer les intestins; mais comme ce remède et ceux que nous pourrions proposer encore ne peuvent être ordonnés que par une personne de l'art, nous nous abstiendrons de nous étendre sur cet article ».

» 3°. L'enfant sera élevé sans maillot et successivement sans corps, sans gêne, sans ligature; on le tiendra constamment dans la plus grande propreté; on l'habillera avec des linges et des vêtemens secs et proportionnés à la saison; on lui permettra tous les exercices et les amusemens de son âge; et il est essentiel qu'on ne cherche que très-tard à orner son esprit et à exercer ses facultés morales ».

» En général on évitera les alimens pesans, difficiles à digérer, comme sont les viandes noires, les legumes secs, le cochon et les divers mets qu'il fournit ; les excès dans tous les genres, et le mauvais pain, les eaux mal saines. On couchera l'enfant dans une chambre bien aérée ; on lui frottera de temps en temps tout le corps avec une pièce de laine un peu rude ; on le précautionnera contre l'humidité ; mais un objet de la plus grande importance est que les parens se corrigent des mauvaises habitudes qu'ils peuvent avoir, que la mère sur-tout évite les dangers d'une vie oisive et sédentaire, qu'elle abandonne l'usage du café, qu'elle se modère pour ses passions ou pour les affections de l'ame, etc. etc. »

Tels furent les conseils que reçut un père malheureux, pour veiller sur les jours de ses nouveaux rejetons. Ils lui ont été si utiles, qu'il a pu conserver depuis trois enfans, qui sont sains, bien conformés et commencent à faire son bonheur et sa joie.

Mais est-on fondé à croire que la mort des cinq enfans de M. D****. dépendît d'un concours de causes occasionnelles, et notamment d'un régime mal-entendu, et des erreurs si communes dans l'éducation physique ? On peut être autorisé à avoir cette opinion ; mais n'est-elle pas contrariée lorsqu'on voit que ces cinq enfans avoient été élevés d'une manière un peu différente ; les uns ayant été nourris dans la maison paternelle, soit par la mère propre, soit par des nourrices mercenaires ; les autres ayant été allaités à la campagne par de bonnes et saines paysannes. Des pratiques presque contraires, suivies néanmoins des mêmes résultats, semblent annoncer qu'un vice organique des glandes fut la cause prochaine de la maladie et de la mort des enfans de cette famille. *Hunter*, qui avoit vu que les glandes lymphatiques sont sujettes à une inflammation lente, qui n'est pas accompagnée de douleur, avoit appelé cette maladie, inflammation scrophuleuse, croyant en effet qu'elle dépendoit d'une humeur scrophuleuse qui circuloit avec le sang, et que ce mal étoit héréditaire. Il y a plus d'apparence, ainsi que d'autres l'ont pensé, qu'elle tient à un vice organique des glandes, qu'on peut corriger jusques à un certain point, ou du moins qu'on peut éviter de seconder par les abus de l'éducation physique. Quoi qu'il en soit, cette observation démontre pleinement ce que peut la méthode préservative contre la maladie du mésentère.

II. OBSERVATION.

Un enfant de cinq ans se brûla fortement avec de l'eau bouillante, presque toute la cuisse gauche et la plus grande partie de la droite ; on appela un Chirurgien instruit qui usa des remèdes convenables ; mais comme la brûlure étoit considérable, et que l'enfant avoit un certain embonpoint, il s'ensuivit une suppuration abondante. Les choses avoient cependant pris une tournure favorable, lorsqu'on s'apperçut d'une petite fièvre synoque putride. Le malade avoit toujours eu bon appétit ; on l'avoit même conduit sans précaution ; il avoit éprouvé son accident une heure après avoir diné : c'étoit assez pour imputer la cause de la fièvre et de la diarrhée putride qui l'accompagnoit, aux sucs dégénérés et âcres qui engouoient les premières voies. On plaça des purgatifs, des anthelmintiques ; mais l'enfant n'en étoit que plus mal. Je fus demandé au troisième jour de la maladie, et au cinquième jour de la fièvre : la tête étoit libre, le visage pâle et un peu bouffi ; la respiration avoit quelque chose de gêné, et il y avoit une petite toux ; le ventre prominoit sensiblement; il étoit comme météorisé, et cet état empêchoit de constater par le tact l'état des parties abdominales; en les pressant, l'enfant témoignoit de la douleur. En outre la diarrhée avoit lieu, les déjections étoient fétides, tantôt jaunes, tantôt grisâtres, quelquefois même comme laiteuses ; les jambes et les bras sembloient s'émacier, et les glandes inguinales étoient engorgées, et même douloureuses. Ces indices étant réunis et sévèrement discutés, je jugeai que la fièvre putride et la diarrhée qui l'accompagnoit, étoit moins causée par les saburres que par l'absorption de l'humeur purulente de plaies formées par la brûlure ; que le mésentère étoit réellement engorgé, mais par une suite de l'irritation qui s'étoit communiquée à cette partie ; en un mot, qu'il falloit considérer cet enfant comme affecté d'un carreau sympathique. Je proposai de fomenter les parties ulcérées avec une décoction de quinquina et de feuilles de ciguë ; de donner intérieurement, tantôt de petit lait nitré et édulcoré, tantôt une infusion de cresson adoucie avec du sucre, tantôt enfin une légère décoction de quinquina acidulée. En outre je fis mettre sur le ventre des cataplasmes émolliens et résolutifs, et donner des lavemens de même nature. Ces moyens combinés diminuèrent successivement les symptômes; les plaies se cicatrisèrent, la fièvre tomba, le ventre s'assouplit, la diarrhée cessa. A cette époque il n'y avoit point de signes d'engorgement dans les glandes du mésentère. Pour terminer la cure, l'enfant prit pendant quelques jours une poudre composée de quinquina, de limaille de fer non rouillée, et de feuilles de ciguë. Le rétablissement fut complet.

Cette observation qui, au premier coup d'œil,

ne paroît pas trop quadrer avec le véritable objet de ces recherches, fournit néanmoins un exemple de maladie du mésentère aiguë, en même temps qu'elle démontre l'action puissante des vaisseaux résorbans (1). Je donne à cette espèce de carreau le nom de sympathique, parce que les vaisseaux lymphatiques qui viennent des extrêmités ne communiquant point avec les vaisseaux lactés ou vaisseaux lymphatiques du mésentère, ceux-ci ne peuvent s'engorger, et les glandes conglobées auxquelles ils aboutissent, ne peuvent se gonfler que par l'irritation qui leur est communiquée des parties affectées.

Dans l'enfant qui a été l'objet de cette observation, on ne sauroit douter que la résorbtion du pus formé dans les plaies causées par la brûlure ne fût le principe des symptômes qui caractérisoient la maladie, parce que les glandes inguinales étoient engorgées, parce que les évacuans aggravèrent les accidens plutôt qu'ils ne les calmèrent, enfin parce que le mal fut emporté par les relâchans, les émolliens, les doux désobstruc-

---

(1) Le pouvoir du système absorbant commence aujourd'hui à être sainement apprécié, et le programme que la Société Royale de Médecine a publié sur cet objet, fixera beaucoup mieux encore nos connoissances sur ce point.

tifs, les antiseptiques, tandis que des moyens analogues appliqués au dehors tarissoient le foyer de l'humeur purulente, et guérissoient la brûlure. Je crois que le carreau aigu donne, plus souvent qu'on ne pense, naissance au carreau chronique, et que dans le premier cas on peut tirer un grand parti des bains de siège.

III. OBSERVATION.

Louise F*****., fille d'un Perruquier, âgée de quatre ans, étoit depuis quelque temps moins gaie, plus sédentaire que de coutume; son appétit avoit diminué, son visage avoit pâli; mais ce qui inquiétoit le plus un père tendre, c'étoit la grosseur et l'élévation du ventre, qu'il prenoit pour un signe d'hydropisie ascite et de maladie incurable. Je fus mandé le 2 octobre 1786, et après avoir recueilli tout ce qui pouvoit concerner cette malade, je la décidai atteinte du carreau au premier degré. En effet, la petite avoit été quelque temps languissante, elle étoit comme plongée dans une espèce d'engourdissement, et déjà on s'appercevoit d'un commencement de maigreur, sur-tout dans les extrêmités. L'appétit étoit tantôt très-foible et tantôt fort, et se soutenoit ainsi pendant quelques jours pour faire place à l'anorexie; le ventre étoit volumineux, mais souple; le tact ne distinguoit point encore ces traînées de grains glanduleux, qui, en manière de chapelet, se font sentir dans un degré plus avancé du carreau ; les urines couloient librement, le ventre étoit dévoyé, et les déjections ordinairement liquides étoient très-souvent jaunâtres, rarement blanches et terreuses. L'examen le plus scrupuleux ne pouvoit pas déterminer le moindre épanchement dans la capacité de l'abdomen ; d'ailleurs la couleur des urines étoit naturelle, il n'y avoit rien d'édématié, et les causes auxquelles on pouvoit imputer l'état de cet enfant n'étoient point celles qui donnent naissance aux hydropisies. On n'avoit à se reprocher qu'un régime mal ordonné, des alimens dispensés avec la dernière profusion, et souvent des substances pesantes et indigestes, notamment des légumes secs, etc. L'enfant ayant déjà été purgée avec une préparation de rhubarbe, j'ordonnai une poudre composée avec dix grains d'iris de Florence, demi-grain de kermès minéral, un grain d'éthiops martial, et quatre grains de safran, pour une dose qu'on devoit réitérer matin et soir. Il y eut un mieux sensible quelques jours après ; la malade étoit plus avivée, son visage sembloit perdre un peu de cette pâleur alarmante ; mais comme le ventre ne diminuoit pas, la petite malade fut jugée ascitique par une personne, qui, ayant eu occasion de voir l'enfant, conseilla d'entremêler l'usage de quelques hydragogues, avec celui des délayans et de quelques diurétiques actifs. Ces remèdes aggravèrent le mal, puisque le ventre se tendit et devint douloureux ; les urines furent ardentes, et l'enfant souffroit en les rendant. Il y avoit de la chaleur à la peau, et le soir une légère exacerbation. Le sommeil se perdit, l'appétit tomba tout à fait. Demandé de nouveau, on m'apprit ingénument ce qui s'étoit passé, je vis que des remèdes trop âcres avoient irrité et échauffé les entrailles. Je plaçai quelques délayans, et lorsque l'orage fut bien calmé, je revins à la poudre que j'avois déjà prescrite, et dès que j'en eus fait continuer l'usage pendant quinze jours, j'y substituai une pilule faite avec deux grains de savon amygdalin, un grain d'extrait de ciguë, et deux grains d'aloës lavé. Ce nouveau remède rectifia les digestions ; les selles furent plus copieuses et moins nombreuses; l'appétit reprit d'une manière plus uniforme, et le ventre diminuoit. A la mi-décembre Louise alloit bien, au volume du ventre près, qui étoit encore assez remarquable ; mais son extrême souplesse, la réduction des selles, la consistance des déjections, l'intégrité de l'appétit, le retour des forces et de la gaieté ; tout annonçoit que l'empâtement du mésentère étoit résous, que les fonctions des vaisseaux absorbans s'exercoient librement, et qu'il falloit attendre des progrés de l'âge et des forces de la nature, la diminution du bas-ventre. On devoit cependant, pour accélérer cet effet et prévenir toute récidive, continuer à l'enfant les frictions sèches sur tout le corps, et notamment sur l'abdomen, qui avoient été recommandées dès le début du traitement; lui faire prendre de l'eau d'Alais, dont je faisois renforcer le principe, légèrement ferrugineux ou ocreux, par l'addition d'un grain de vitriol de mars, dissous sur chaque deux livres d'eau minérale; enfin lui faire observer un bon régime.

Cette observation, qui prouve la facilité avec laquelle on peut guérir le carreau qui n'est parvenu qu'au premier degré, annonce encore les fâcheuses conséquences des remèdes trop violens appliqués au traitement de cette maladie. Il est probable que celui qui opina pour l'ascite fut trompé par cette apparence foible de fluctuation, que donne le ballottement des intestins pendant la manœuvre qu'on pratique pour s'assurer s'il y a épanchement des liquides dans la capacité du bas-ventre. Dans les cas obscurs de la maladie du mésentère, il est un moyen assez sûr d'éviter l'erreur, qui est, entr'autres choses, de rechercher avec soin quelles sont les circonstances qui ont précédé, et quelles sont les causes qui ont donné naissance à la maladie.

IV. OBSERVATION.

Hypolite F***., fils d'un Boulanger, parvint à l'âge d'environ six ans, malgré les erreurs continuelles du régime et au milieu des abus de l'éducation physique. La nature qui avoit long-temps lutté contre ces causes sans cesse renaissantes de destruction, alloit enfin succomber. Une maladie compliquée d'obstructions dans les viscères du bas-ventre et d'épilepsie, alarma des parens indolens ; et je fus consulté sur la fin de septembre 1780. Hypolite avoit le visage pâle, un peu défait ; il aimoit beaucoup l'inaction ; son ventre étoit gros, dur, et paroissoit grenu au tact ; les jambes étoient un peu gorgées, et pardessus tout l'enfant éprouvoit par intervalles de véritables accès d'épilepsie. Cependant il n'y avoit pas de fièvre, et le pouls avoit la lenteur et la petite irrégularité naturelle à cet âge ; le ventre couloit sans diarrhée, proprement dite, et la matière des selles étoit quelquefois mal digérée, liquide, muqueuse ou glaireuse ; les urines étoient souvent blanchâtres, tout le corps paroissoit bouffi, et malgré cela on s'appercevoit d'un commencement de maigreur ; les nuits étoient assez bonnes, et l'appétit souvent vorace, quelquefois modéré. Je rapportai l'épilepsie de cet enfant à la classe des épilepsies sympathiques ;

je jugeai qu'elle dépendoit des embarras du ventre, d'autant mieux qu'on ne pouvoit lui assigner aucune cause particulière. Par conséquent, pour opérer la guérison, il falloit détruire les congestions mésentériques, et débarrasser les viscères de cet amas de matières crues qui constituoient le premier degré du carreau. Je débutai par faire vomir cet enfant avec dix grains d'ipécacuanha, mêlangés avec un demi-grain de tartre émétique, et j'ordonnai pour les jours suivans un forte décoction de racine fraîche de chiendent, sur une pinte de laquelle entroit demi-dragme de terre foliée de tartre ; ces préliminaires étant remplis, je purgeai avec trente grains de poudre cornachine, et l'enfant commença dès le lendemain l'usage de la mixture suivante : prenez des sucs tirés par expression du cresson de fontaine, de la chicorée dent de Lion, et de la chicorée commune, et dépurés par la simple résidence, trois onces ; de terre foliée à base d'alkali minéral, quinze grains ; d'eau de fleurs d'orange, demi-once ; mêlez pour une dose. Cette mixture fut prise pendant une quinzaine, tantôt une fois, tantôt deux fois par jour, selon qu'on pouvoit mieux maîtriser le malade ; il fut repurgé avec la poudre cornachine, après quoi il prit pendant quatre semaines la poudre suivant cette formule : prenez de kermes minéral, six grains ; de sucre râpé une dragme ; mêlez bien exactement et divisez-en dix-huit prises égales. On donnoit par jour de trois à quatre de ces doses à des distances régulières ; on les suspendit à la fin de la seconde semaine pour évacuer de nouveau avec la poudre cornachine, et leur usage à la fin de la quatrième semaine fut terminé par le même purgatif. Pendant tout cet intervalle on insista sur des tisannes faites avec les plantes apéritives et savoneuses ; on donna fréquemment des lavemens avec des décoctions faites avec les mêmes simples, ou bien avec une eau de savon ; on frictionna tout le corps avec des linges rudes ; on établit le meilleur régime qu'il fût possible, et l'enfant guérit parfaitement des engorgemens du mésentère et de l'épilepsie qui en dépendoit.

Une circulation ralentie dans une partie, soit par la foiblesse des vaisseaux, soit par l'épaississement ou la viscosité des liqueurs, soit par quelque compression à laquelle elle est exposée, est un état d'obstruction commençante. Tel étoit encore l'état du malade dont l'observation vient d'être détaillée. Il avoit été mal nourri, il avoit fait sur-tout un usage habituel du pain chaud, par la facilité qu'il avoit à se procurer cet aliment, et si la maladie ne fit pas des progrès trop rapides, c'est peut-être autant par rapport à la bonne constitution primitive de l'enfant, que parce que les

mouvemens

mouvemens épileptiques qui se déclarèrent, donnèrent lieu à des soins mieux entendus et à des remèdes placés à temps. Les purgatifs firent la partie fondamentale de cette cure, et la brièveté du temps dans lequel elle s'opéra annonce assez que, contre l'apparence de l'état du ventre, le carreau n'étoit encore qu'à la fin du premier degré; aussi n'y ayant pas encore d'obstructions proprement dites, les purgatifs hâtèrent singulièrement l'heureuse terminaison du mal. Les praticiens judicieux et parfaitement exercés savent que l'abus des médicamens purgatifs dans la cure des obstructions simples et squirreuses, qui s'est conservé parmi le plus grand nombre des Médecins, fait un tort réel aux succès de la cure, et précipite communément le malade dans l'état le plus affreux. Les purgatifs fatiguent la machine par des secousses réitérées; ils épuisent les fluides par des évacuations continuelles; ils affoiblissent les malades sans presque combattre la maladie, et les désordres qu'ils occasionnent ne peuvent être diminués, et peut-être prévenus, que par la précaution d'humecter sans cesse pour aider la dissolution des fluides coagulés. Mais lorsque le mal se réduit à un empâtement des viscères, à la stagnation des sucs par un vice de consistance ou par la foiblesse des vaisseaux, les purgatifs sont indispensables, parce qu'ils entraînent au dehors les matières croupissantes, réveillent les oscillations des fibres, et deviennent indirectement d'excellens toniques, parce qu'ils dégagent l'action des viscères opprimés. Dans plusieurs circonstances, les purgatifs et un bon régime suffisent pour guérir le premier degré du carreau ; cependant je m'y confie rarement, et j'ai recours pour l'ordinaire à quelques fondans appropriés. Le kermès minéral m'a souvent paru mériter la préférence.

V. OBSERVATION.

Un enfant de vingt et un mois, dont le visage et la partie chevelue de la tête étoient chargés de croûtes laiteuses et d'achores en suppuration, fut exposé à un froid vif pendant plusieurs heures, à l'occasion d'un voyage fait au cœur de l'hiver en 1782. Les jours suivans on s'apperçut que la teigne s'étoit considérablement desséchée, et bientôt on ne vit plus sur les parties affligées ces croûtes hideuses qui la déparoient auparavant. Cet enfant sevré depuis environ deux mois, paroissoit jouir d'une très-bonne santé, il étoit fort et robuste pour son âge ; cependant ses belles couleurs commencèrent à se flétrir ; il se plaignit du ventre ; il eut quelques jours de diarrhée, et même toutes les apparences d'une fièvre catarrhale bénigne. Tous ces accidens furent mis sur le compte de la pousse de quelques dents qui manquoient encore pour compléter la dentition. Quatre semaines se passèrent à attendre la sortie des dents et une amélioration consécutive ; mais ce fut inutilement. L'enfant dépérissoit, ce semble, en raison des progrès que faisoit le volume du ventre. Je fus consulté à la mi-février. L'état des gencives et les signes qui caractérisoient le mal de cet enfant, me rassurèrent du côté de la dentition ; mais éclairé par la dessication des croûtes laiteuses, je ne doutai point que la matière de cette éruption, après avoir été repercutée par le froid, ne se fût portée sur les viscères du bas-ventre, et n'eût produit spécialement quelques embarras dans le mésentère, qui est le siége le plus fréquent des obstructions chez les enfans. Le bas-ventre étoit gros, renitent, même obscurément douloureux ; le tact y découvroit des inégalités ; les extrémités inférieures étoient foibles, elles maigrissoient, et il y avoit un peu de bouffissure aux malléoles ; la diarrhée se soutenoit, et donnoit des excrémens de couleur d'argile ou de terre délayée ; en outre, l'enfant mangeoit et buvoit beaucoup, il dormoit péniblement et peu de suite ; sa physionomie étoit languissante, sa peau étoit sèche et comme ridée, et une petite fièvre assez marquée ne discontinuoit pas. Ces signes caractérisoient le carreau au second degré ; et quoique le pronostic en fût plus équivoque, j'entrepris ainsi la cure de ce malade. 1°. Son régime devoit consister en soupes grasses, en jardinages cuits sans apprêt, sur-tout en racine de scorsonères, de salsifis, de navets, carottes, en fruits cuits, et notamment en pommes, prunes, etc. 2°. On devoit raser la tête, faire sur toute son étendue des embrocations avec la teinture de cantharides, et même appliquer un vésicatoire derrière chaque oreille. 3°. On devoit lui faire prendre chaque jour, à cuillerées distribuées par intervalles, la mixture suivante : dans trois onces d'une forte décoction de feuilles de jacée, faites dissoudre deux grains d'extrait de ciguë, trois grains d'extrait de quinquina, et dix grains de terre foliée de tartre. 4°. On devoit placer chaque huit jours un purgatif composé de deux drachmes de sel végétal, et d'une once de manne. 5°. On devoit fournir, pour boisson ordinaire, la décoction de feuilles de pensée, ou celle de racine de buis, ou tout uniment de l'eau sucrée. 6°. On devoit enfin faire de fréquentes frictions sur toute l'étendue du bas-ventre, avec de l'huile dans laquelle on avoit fait infuser à chaud les feuilles de rhue, de douce-amère et de persil, hachées. Après trente-deux jours d'un usage assez constant de ces divers remèdes, je revis cet enfant très-près d'une guérison parfaite. Le ventre étoit mou, diminué de volume; les déjections étoient plus rares, de couleur plus naturelle, et leur consistance étoit plus épaisse; la peau s'étoit assouplie, les yeux étoient moins mornes. A cette époque, on supprima les remèdes précédens, et j'ordonnai en place, 1°. un bol délayé dans une cuillerée de véhicule quelconque, et fait ainsi : prenez deux grains d'extrait de ciguë, un grain de kermés minéral, deux grains de mercure doux et deux grains de limaille de fer non rouillée; mêlez-les par une exacte trituration, et incorporez-les dans suffisante quantité de sirop des cinq racines apéritives; pour deux doses dont l'une sera prise le matin à l'heure du réveil, et l'autre sur les cinq heures du soir : 2°. quatre grains d'aloës lavé, incorporé chaque sixième jour dans le bol ci-dessus. Ces remèdes achevèrent la cure, qui fut favorisée par l'usage d'une eau simplement ferrée.

Personne, en médecine, ne doute que la répercussion de la matière des éruptions cutanées ne produise tous les jours des accidens fâcheux, et des maladies graves. Le sujet de cette observation confirme cette dure vérité, et fournit une instruction aux mères et aux nourrices qui, craignant tout remède, sur-tout extérieur, pour les croûtes de leurs nourrissons, ne laissent pas que de les exposer au froid, qui lui-même jouit à un très-haut degré d'une faculté répercussive. Ici le froid fut la cause éloignée, et l'humeur des croûtes, déposée sur le mésentère, la cause prochaine du carreau, qui, dans les cas de cette espèce, fait toujours des progrès très-rapides. Sans doute il ne faut pas traiter inconsidérément les croûtes laiteuses des enfans; mais le préjugé populaire qui commande de ne jamais traiter cette éruption, est absurde et dangereux. M. *Strack* (1) a prouvé, d'une manière solide, que l'humeur des croûtes laiteuses porte un préjudice réel à la constitution des enfans, et les expose à des maladies protéiformes très-graves. Ce Praticien a recommandé comme spécifique la décoction de la jacée. M. *Charmeil* (2) a célébré les vertus de l'éthiops minéral. M. *Buchaave* a vanté les propriétés du sel de tartre (3). M. *Quarin* atteste les facultés des lotions faites avec une décoction de feuilles de ciguë (4), etc. etc.

---

(1) De crustâ lacteâ infantum, ejusdemque de specifico remedio dissertatio, etc. 1779.

(2) Journ. de med. milit. Tom. III, pag. 421.

(3) Act. Reg. soc. med. Haun. Tom. I, pag. 318.

(4) Tent. de cicut. pag. 14.

VI. OBSERVATION.

*Cesar B.**** d'une constitution très-fluette, et d'une complexion délicate, fils cadet d'une mère qui a été rachitique dans son enfance, et dont la conformation dénonce le ravage causé par ce vice affreux, tombe dans la fièvre lente et dans l'atrophie. On en cherche la cause; elle étoit dans le mésentère dont les glandes étoient engorgées par un vice scrophuleux. A la vérité, *Cesar* paroît être le seul écrouelleux de cette famille honnête et riche; mais la tuméfaction de son ventre, qu'accompagnoient la diarrhée, une faim vorace et des urines rouges et bourbeuses; le gonflement des glandes conglobées, répandues sur le cou et le derrière de la tête; une forme svelte et une cruë qui se faisoit comme par bonds, annonçoient assez quel étoit le vrai caractère de la maladie. Ses progrès avoient déjà rendu le pronostic incertain, parce qu'on devoit redouter que la fièvre lente qui étoit bien caractérisée, et probablement assez ancienne, ne fût un indice du travail suppuratoire de quelques glandes engorgées. Ce malade âgé d'environ six ans, fut mis de suite à un régime approprié qu'il n'avoit guère connu avant ce moment. On le fit vivre de bonnes soupes au bouillon de viande altéré avec des plantes tirées de la famille des crucifères, de viande blanche, soit de celle de boucherie ou de volaille, de bon poisson frais de mer ou de rivière, de racines ou herbes potagères; lui faisant éviter de manger du cochon et de tous les alimens qui en proviennent, du laitage et de tous ses produits, des légumes secs, etc. En insistant invariablement sur ce régime, on lui fit essayer d'un électuaire composé de la manière suivante: Prenez d'antimoine crud en poudre fine, une drachme et demie; des fleurs de soufre, une drachme; de jalap, seize grains; d'éponge calcinée réduite en poudre fine, deux drachmes; de la terre foliée de tartre, deux drachmes; de mercure doux, douze grains: mêlez exactement toutes ces drogues, et faites-en un électuaire avec suffisante quantité de sirop commun. La dose ordinaire est de quarante grains ou deux scrupules, dans laquelle se trouvent à peu près huit grains d'antimoine, quatre grains de fleurs de soufre, un grain et demi de jalap, dix grains d'éponge calcinée, dix grains de terre foliée de tartre, et un grain d'aquila alba. *César* commença par une demi-dose de cet électuaire qu'il répéta deux fois par jour, et il fit usage en même temps d'une décoction faite avec la racine de chiendent et une pomme. Un léger mieux s'étant déclaré au bout de dix jours, *Cesar* prit la dose entière deux fois le jour, et but pour tisanne une décoction faite, tantôt avec demi-once de racine de grande fougère mâle, tantôt avec une demi-poignée de feuilles de noyer. Au bout de six semaines de ce traitement, quelques glandes du cou s'étoient déjà fondues par la suppuration, et le plus grand nombre avoient diminué de moitié, ou s'étoient résoutes ; mais l'état du mésentère touchoit quasi au naturel, puisque le ventre étoit déjà souple, quoique volumineux encore, et que la diarrhée presque réduite à rien, la cessation de la fievre lente, un commencement de réparation, annonçoient que les voies du chyle étant ouvertes ; la nutrition s'opéroit comme à l'ordinaire. On donna, pendant deux autres semaines, une seule dose le matin du même électuaire, et l'on finit par un très-long usage de la panacée mercurielle, donnée chaque matin à la dose d'un grain. Le ventre se fondit entièrement, les accidens dépendans du carreau disparurent ; et depuis quelques années, *Cesar*, qui jouit d'une assez bonne santé, n'a essuyé aucune rechûte d'écrouelles.

VII. OBSERVATION.

Une fille née saine et bien constituée d'une mère de complexion délicate, fut confiée, malgré mes conseils, à une nourrice vigoureuse, dont le lait avoit déjà huit mois. Cette enfant n'en sembla pas souffrir d'abord ; au contraire, elle parut se remplir à merveille, elle grossit; mais au bout de six semaines, on s'apperçut que le bas-ventre étoit encore plus élevé qu'il ne l'est à cet âge; que les jambes et les cuisses ne se faisoient pas, et que la liberté du ventre, naturelle aux enfans de naissance, avoit déjà dégénéré en diarrhée. On fit d'abord quelques remèdes de bonne femme, et on parvint enfin à réduire le cours de ventre. Cependant l'abdomen devenoit de plus en plus prominent, dur, inégal. Un Chirurgien de campagne plaça des purgatifs, quelques préparations de rhubarbe; mais tous ces divers moyens n'empêchèrent pas les convulsions pour lesquelles je fus mandé. L'enfant étoit nourri dans un village voisin, il avoit trois mois; et après l'avoir observé, je ne pus méconnoître l'obstruction du mésentère et l'engorgement de la plupart des viscères abdominaux. En effet, le bas-ventre étoit gros, inégalement souple, parsemé de duretés qu'on trouvoit, sur-tout aux environs du nombril; la diarrhée avoit lieu, et les selles étoient parfaitement lientériques; les extrémités inférieures étoient surtout amaigries; le visage étoit pâle, les joues étoient colorées, et la peau étoit sèche et chaude: en outre, depuis long-temps l'enfant étoit affamée, elle buvoit avidement; et quoiqu'elle ne fût pas inquiète, elle ne dormoit pas long-temps. Je jugeai le mal sans ressource ; cependant j'ordonnai de donner très-sobrement le lait de la nourrice, d'alimenter l'enfant avec de petit lait et du bouillon de viande, d'administrer des lavemens avec une eau de savon, de faire des embrocations sur le ventre avec de l'huile de rhue et celle de ciguë, enfin de donner intérieurement une mixture dans laquelle entroient le sel de tartre, le camphre et le kermés minéral. Ces moyens furent inutiles : les convulsions augmentèrent, et l'enfant mourut. L'ouverture du cadavre ne fut point faite, mais les symptômes de la maladie démontrèrent assez, 1°. que les convulsions étoient symptômatiques et dépendoient, soit de l'irritation des plexus abdominaux, occasionnée par les obstructions mésentériques, soit de l'inanition dans laquelle avoit jeté la privation de la nourriture, en conséquence des embarras formés dans les routes du chyle. 2°. Que la maladie de cette enfant étoit réellement cette maladie fâcheuse qu'on appelle le carreau, dans laquelle le mésentère est principalement affecté. 3°. Enfin, que la mort de cette enfant fut causée par les progrès ordinaires d'une maladie qui tira son origine d'une nourriture trop substantielle.

Ainsi donc, les mères qui confient leurs enfans à des nourrices mercenaires, ne sauroient faire une trop sérieuse attention à l'âge et à la qualité du lait. Un vieux lait n'est pas toujours contraire à un enfant de naissance, lorsque celle qui le donne est d'une constitution plus ou moins délicate, d'un naturel timide, lorsque cette nourrice mène une vie peu exercée, et qu'elle a ses règles. Mais ce même lait est un vrai poison pour cet enfant, lorsque la mère soudoyée qui le fournit, est une paysanne robuste, accoutumée à la fatigue et au travail, ayant bon appétit et n'étant point réglée. Le premier lait est d'une consistance proportionnée aux forces digestives de l'enfant jeune encore, et à la rigueur il peut être adopté ; le second lait est un aliment trop fort pour des viscères foibles, la digestion s'en fait péniblement ; les parties grasses et albumineuses qui éludent l'action des organes, engouent les vaisseaux lactés et les glandes conglobées du mésentère : bientôt toutes les fonctions se dérangent, les obstructions se forment, et le mal fait insensiblement des progrès qui se terminent par la mort. Ce sort menace plus particulièrement les enfans délicats des villes, qu'on met en nourrice chez des paysans. La femme la plus robuste obtient toujours la préférence qu'elle ne mérite pas ; et le nourrisson est assez souvent la dupe de cette pratique inconsidérée.

Comme, dans les cas dont il vient d'être question dans ce fait, les parties trop épaisses du lait ont formé les engorgemens, il faut, dans le choix des remèdes, donner la préférence à ceux qui jouissent d'une vertu plus décidée, pour fondre les coagulations laiteuses : tels sont le petit lait de Weisse, le savon, le sel de tartre, etc.

VIII. OBSERVATION.

Un garçon de vingt-six mois, fils aîné de M. M.*** épicier, me fut présenté au commencement de mai de l'année 1785. Cet enfant avoit été nourri par sa mère, mais de bonne heure on lui avoit donné de toute sorte d'alimens, notamment du fromage sans pain. Un régime aussi absurde suffisoit pour faire suspecter le carreau, reconnoissable d'ailleurs aux signes les moins équivoques. Le corps étoit presque émacié, la peau étoit rude et les muscles étoient mous ; la fièvre lente étoit de la partie, et depuis longtemps une diarrhée putride avoit lieu : la soif, l'appétit désordonné, quelquefois un vomissement spontané, l'insomnie, des bouffées irrégulières accompagnoient la pâleur du visage, des yeux ternes, une respiration inégale et un ventre volumineux, dur et souvent douloureux. Cette maladie avoit fait dés progrès trop fâcheux, pour espérer de pouvoir la guérir. Néanmoins je proposai, 1°. pour la nourriture, les alimens les plus sains, et exclusivement les végétaux et les bouillons de viande : 2°. l'eau minérale d'Alais pour boisson ordinaire : 3°. trois fois par jour une tasse de petit lait aiguisé avec la terre foliée de tartre, et adouci avec le sirop d'érysimum simple : 4°. l'usage d'un mélange de sucs de cresson de fontaine, chicorée, cerfeuil, qu'on devoit donner par cuillerées, placées par intervalles, et alternativement avec une teinture aqueuse de quinquina : 5°. des lavemens avec la décoction des plantes savonneuses et tempérantes. Tous ces moyens appropriés aux circonstances furent peu employés, tant par rapport à l'indolence des parens, qu'au naturel retif du petit malade. La fièvre étique fit des progrès plus considérables, et l'enfant mourut dans le mois d'août suivant. Mais une circonstance qu'il est bon de remarquer, est que chaque redoublement de fièvre étique opéra une telle fonte des matières qui engorgeoient le mésentère, qu'avant la mort le volume du ventre fut bien au-dessous du naturel. Je vis alors assez distinctement que les glandes mésentériques étoient en partie fondues par la suppuration, quoiqu'il en restât quelques-unes dans un état de crudité, dures et volumineuses. Mais l'ouverture du cadavre confirma cette conjecture. Les désordres principaux furent la suppuration, le sphacèle de presque tout le mésentère, la destruction de toutes ses glandes, la lividité et la flétrissure des intestins, etc.

Les erreurs du régime ont été très-marquées dans l'enfant qui fait le sujet de cette observation : c'est de l'usage et de l'abus du fromage que le carreau prit sur-tout naissance. Selon toutes les apparences, la partie caséeuse du lait, qu'on doit regarder comme une espèce de mucilage animal, et qui a beaucoup d'analogie avec la matière glutineuse du froment, est la substance que la nature emploie au grand œuvre de la formation ; mais il faut que ce mucilage soit extrémement délayé, et la nature sage ne l'a distribué qu'avec ménagement dans le lait de femme. Si, au mépris de cette leçon, l'enfant jeune encore abuse et se nourrit principalement de fromage, il arrive de deux choses l'une : ou les vaisseaux lactés n'absorbent point une nourriture trop grossière, ou la partie caséeuse n'est pompée que pour embarrasser les routes du chyle, et engorger les glandes du mésentère. L'atrophie naît de l'interception plus ou moins absolue des sucs destinés à la réparation des parties ; et la maladie est d'autant plus fâcheuse lorsqu'elle a fait certains progrès, qu'on ne peut la combattre avec les moyens qui pourroient la détruire. J'ai déjà remarqué que l'usage des fondans étoit rarement sûr dans un degré très-avancé de la maladie du mésentère.

Le carreau du petit M.*** finit par une fonte putride et une colliquation presque totale des matières contenues dans le mésentère ; le ventre s'assoupit, il s'affaissa : des ravages aussi complets ne sont pas ordinaires.

IX. OBSERVATION.

*Julie D.**** âgée de sept à huit ans, languissoit depuis environ une année ; elle avoit singulièrement maigri, et comme elle étoit ce qu'on appelle une fille gâtée, on avoit fait très-peu de remèdes, et jamais ils n'avoient été continués assez de temps, pour qu'ils fussent suivis de succès. Je fus demandé pour la voir le 16 février 1786. Cette enfant sortoit d'une famille originaire du Vivarais, Province où les écrouelles sont très-communes, et, pour ainsi dire, endémiques. Le père et la mère portoient à un très-haut degré ce teint particulier qui fait distinguer les écrouelleux ; et le frère de la malade, son cadet, avoit déjà essuyé quelques atteintes d'une maladie scrophuleuse que j'ai décrit dans un autre ouvrage (1). *Julie* avoit, au moment où je la vis, une fièvre lente bien caractérisée ; et d'après le rapport des parens, joint à l'état actuel de la maladie

(1) Mémoire sur les effets du vice scrophuleux, qui a remporté le prix proposé par la Société Royale de Médecine de Paris. (Note ajoutée.)

ladie, cette fièvre existoit depuis long-temps. Elle étoit reconnoissable à un pouls habituellement fréquent, accéléré, vif et serré, et à une exacerbation régulièrement quotidienne, précédée par un refroidissement sensible, quelquefois par de petits frissons marqués, suivis de moiteurs générales ou de sueurs partielles. Pendant cette exacerbation, le pouls étoit développé, grand, très-accéléré; il devenoit petit après le paroxysme, et reprenoit son premier rithme dans les intervalles. A ce premier et le plus remarquable des symptômes, se joignoient un visage pâle, blême; des yeux battus; une bouche décolorée; une langue nette et rouge, point d'appétit; le désir des alimens insalubres; un cou assez fourni; quelques glandes jugulaires, cervicales et occipitales, dures mais discrètes; une toux sèche; de l'oppression sur-tout pendant le redoublement; un ventre ayant le volume de celui d'un enfant en parfaite santé, mais endolori; une diarrhée habituelle; des selles très-fétides, bien délayées, grises ou terreuses; des urines chaudes et en petite quantité: en outre, le dépérissement étoit général, la peau étoit sèche et rude; il y avoit de la douleur dans l'aîne droite, et les glandes inguinales de cette partie étoient engorgées: l'articulation du coude de l'extrémité gauche étoit pareillement grosse et douloureuse; sur le tout, de la mélancolie, des pleurs, des inquiétudes, et quelquefois des douleurs vagues dans tous les membres.

Le caractère de cette maladie étoit assez fortement exprimé pour ne pouvoir point méconnoître une maladie du système lymphatique, et notamment l'engorgement des glandes conglobées du poumon et du mésentère, par un vice scrophuleux. L'affection du mésentère avoit été la maladie primitive, et formoit encore la maladie dominante. Le ventre avoit été très-gros, et son volume n'avoit peut-être été réduit, dès que la fièvre étique fut déclarée, que parce que les obstructions mésentériques passèrent à l'état de squirre.

Quoi qu'il en soit, Julie mourut dans le mois d'octobre suivant, et sa mort ne parut retardée que par les bains tièdes, les embrocations huileuses sur le ventre et l'épine du dos, l'usage du petit lait, du lait d'ânesse, par des promenades en voiture ou sur un âne, par l'air de la campagne où Julie passa quelques mois, enfin par l'administration des fondans les plus légers, et des stomachiques les plus tempérés. Ces moyens améliorèrent même assez la constitution, pour espérer un changement avantageux; l'appétit revint, les chairs reprirent un peu, la douleur du ventre fut très-modérée et parut cesser, la diarrhée diminua sans disparoître, la toux fut presque dissipée, les forces furent moins anéanties, et Julie étoit très-gaie ; peut-être que la guérison auroit eu lieu, si, dès le plus petit mieux, Julie n'eût opiniâtrément rejeté tout remède, et si, dans tous les temps, elle ne se fût obstinément refusée à la modification des secours de tous les genres qui auroient pu la rendre à la vie et à sa famille éperdue.

L'ouverture du corps fut faite quinze heures après le decés, pour constater les désordres du mésentère et du poumon, visiblement annoncés par les phénomènes de la maladie. Le foie et la rate étoient rapetissés et desséchés en quelques endroits comme de la corne. Les intestins étoient secs, ou du moins nous n'apperçûmes pas dans les viscères contenus dans le bas-ventre cette humidité, cette onctuosité qui leur sont ordinaires; le mésentère en étoit de même, et contenoit une infinité de glandes squirreuses, dont quelques-unes s'étoient ramollies, et seulement cinq à six étoient en suppuration. Les poumons furent parsemés de tubercules, et quelques-uns avoient suppuré ; le péricarde ne contenoit point d'eau ; le thymus avoit presque disparu, tant cet organe glanduleux étoit raccorni ; il n'y avoit point de graisse nulle part ; les gros troncs des vaisseaux sanguins étoient vides; les extrémités inférieures et la face étoient infiltrées de sérosité, etc. etc.

X. Et dernière OBSERVATION.

*Joseph Ch****., enfant de six ans, commença à languir peu de temps après le sevrage: on le négligea quelque temps; mais après quelques remèdes qu'on lui fit ensuite, il parut se rétablir. Cependant le ventre, du volume duquel on avoit pour ainsi dire toujours été frappé, bien loin de diminuer, grossissoit au contraire toujours davantage; l'enfant avoit la diarrhée, de l'appétit; et comme ses forces et son embonpoint restoient à peu près les mêmes, on ne lui fit, de temps à autre, que de petits remèdes, indiqués par quelques bonnes femmes. Cet enfant étoit pourtant incapable d'un travail soutenu, son visage étoit blême, son nez étoit presqu'habituellement fluxionnaire, et ses aîles étoient garnies de croûtes: peu à peu son ventre devint sensible; la diarrhée qui n'avoit jamais cessé fut d'un plus mauvais caractère; mais la maigreur ne faisoit pas des progrès sensibles, l'appétit restoit depuis quelque temps très-irrégulier; enfin la fièvre lente avec deux petits redoublemens quotidiens s'établit; le ventre étoit douloureux, il y eut de la toux sans expectoration, et le petit malade mourut après trois semaines de fièvre, et des maux qu'elle avoit entraînés. A l'ouverture du cadavre, faite par M. B***., Maître en Chirurgie, nous trouvâmes, 1°. dans le ventre, le foie volumineux, sain, parsemé de petits filets blanchâtres très-apparens; l'estomac et en général les intestins, la rate, le pancréas, les reins et la vessie, en assez bon état, le mésentère flétri dans toute son étendue, infiltré de pus et contenant quelques petits abcès; les glandes lymphatiques de ce viscère, ou gorgées, ou squirreuses, ou en pleine suppuration, ou fondues et détruites; enfin de la matière purulente dans les vaisseaux lymphatiques qui aboutissoient aux glandes suppurées, dans le canal thorachique, dans la cavité des intestins jejunum et ileum. 2°. Dans la poitrine, le ventricule droit du cœur rempli de sang noirâtre, tandis que le ventricule gauche étoit vide. Le thymus flétri rapetissé, mais en bon état; le poumon sain dans tout son lobe droit, altéré dans le gauche avec adhérence, contenant quelques tubercules voisins de l'état de suppuration, et un peu infiltré de matière purulente dans sa portion inférieure la plus exempte de toute autre altération. 3°. Dans la tête, pour tout désordre, un épanchement un peu ichoreux au-dessus de l'hémisphère gauche du cerveau en-dessous des meninges, et une petite quantité de même matière dans l'une des fosses occipitales du même côté. En général les gros troncs veineux contenoient assez de sang, et il s'en falloit de beaucoup que le dépérissement fût proportionné à la longueur du mal et à la nature de la maladie.

Cette observation nous présente quelques phénomènes propres à fixer l'attention ; et le plus considérable sans doute, est le contraste très-frappant qu'on trouve entre la longueur de la maladie et l'état du mésentère, entre la conservation de l'embonpoint et l'état du foie.

Les recherches modernes sur les vaisseaux lymphatiques nous apprennent que quelques vaisseaux lactés communiquent avec plusieurs vaisseaux lymphatiques du foie, et qu'une branche assez considérable des vaisseaux lymphatiques de ce viscère monte le long de son ligament suspenseur, passe dans la cavité de la poitrine, en se portant entre le diaphragme et le sternum, où elle rencontre quelques glandes lymphatiques ; que ces vaisseaux se divisent ensuite en différentes branches, dont une partie va aux mamelles, et l'autre immédiatement, soit dans la partie supérieure du canal thorachique, soit dans le gros tronc lymphatique qui s'ouvre dans la veine sousclavière droite, et que M. *Cruikshank* appelle veine cave lymphatique inférieure ou ascendante. Cela posé, si le chyle rencontre des obstacles dans les glandes du mésentère, il peut prendre la route des vaisseaux lactés qui communiquent avec les vaisseaux lymphatiques du foie, et se mêler au sang de la veine sousclavière droite; et la nutrition continuera à se faire, quoique plus foiblement, malgré que les glandes mésentériques ayent été obstruées depuis plusieurs années, et soient quelquefois squirreuses. Dans ces cas l'on a trouvé remplis de chyle les vaisseaux lymphatiques du foie, qui alloient aboutir au grand tronc lymphatique droit, et dans la partie du canal thorachique supérieure à l'obstruction. On observe aussi, dans ces circonstances, que le foie est très-volumineux sans être obstrué (1).

Ces faits anatomiques sont confirmés par l'ouverture du cadavre de Joseph. Une partie du chyle parvenoit dans le sang à la faveur de la communication établie par les vaisseaux lymphatiques du foie, sans compter que ceux dont l'estomac (2) est pourvu pouvoient encore suppléer, jusques à un certain point, aux vaisseaux lactés du mésentère.

M. *Kœmpf* a observé, il a même établi qu'un

---

(1) Essai médical sur les vaisseaux lymphatiques, etc par M. Assalini, pag. 52.

(2) Consultez là dessus M. Sabatier, traité d'anat tom. II, pag. 226-7.

nez enflammé, chargé de croûtes, est un signe de la saburre pituiteuse, et M. *Vogel* a vu que ce symptôme annonçoit très-souvent les obstructions abdominales. Le mal au nez qu'a éprouvé Joseph justifie cette assertion. Suivant M. *White*, ceux qui ont les glandes du mésentère engorgées par le vice scrophuleux, aiment beaucoup à se curer le nez. Tout cela dénote, d'une manière incontestable, que certaines affections de cette partie dépendent moins des vers que des congestions d'humeurs et d'embarras formés dans le bas-ventre.

Une dernière réflexion qui nait des fonctions plus approfondies du système des vaisseaux lymphatiques, est, que puisque les vaisseaux lymphatiques de toutes les parties du corps se dirigent vers un tronc commun, et puisque les vaisseaux de différentes parties ne se confondent pas dans les vaisseaux lactés, mais se rendent, par des routes séparées, dans le réservoir de *Pecquet*, dans le canal thorachique, ou dans le grand tronc lymphatique droit, on pourroit, dans les cas où les embarras des glandes conglobées du mésentère mettent obstacle au passage du chyle, retirer de bons effets des bains nourrissans, tels que ceux de lait ou de bouillon de viande, etc.

Je ne multiplierai pas davantage mes observations sur la maladie du mésentère. Celles que j'ai rapportées confirment assez ce que j'ai dit sur cette affection, et annoncent quel est l'espoir attaché à ses différens degrés. J'aurois pu sans doute joindre ici plusieurs autres faits analogues : si je m'en suis abstenu, c'est parce qu'ils n'auroient rien appris de plus, et qu'ils n'auroient pas surajouté au mérite, quel qu'il soit, de ces recherches.

EXTRAIT des Registres de la Société Royale de Médecine.

NOUS avons été chargés par la Société d'examiner un Mémoire qui a remporté le prix au jugement de la Faculté de Médecine de Paris, le 22 novembre 1787, sur la question proposée en ces termes :

» Décrire la maladie du mésentère, propre aux enfans, que l'on nomme vulgairement *Carreau* l'envisager dès son principe, rechercher les causes qui la produisent, et exposer avec précision les moyens de la prévenir et ceux de la guérir. »

» Par M. BAUMES, notre Associé à Nismes. »

L'Auteur de ce Mémoire a suivi, dans la rédaction de son travail, le plan proposé par le programme, et il y a joint des faits qui tendent à développer les différentes nuances de cette maladie, qu'il regarde comme particulière aux enfans, dont le siège est dans les glandes du mésentère, et dont les symptômes essentiels sont la dureté et la tuméfaction du bas-ventre avec indolence, et pour l'ordinaire une habitude cachectique. Après cette définition exacte et précise, il témoigne son étonnement sur le silence des Auteurs qui ont écrit sur les maladies des enfans. En effet, relativement au carreau, il n'a profité dans la description de cette maladie que des idées éparses qu'il a retrouvées dans les Auteurs qui ont parlé du flux de ventre des enfans, des obstructions et de l'atrophie. Le silence des Auteurs, l'importance de la maladie, et la forme du programme, ont nécessité M. *Baumes* à ne rien négliger de tout ce qui pouvoit donner une idée exacte du carreau. C'est dans cette vue qu'il a fait une courte description anatomique du mésentère, qu'il en a déduit les raisons capables d'y produire les engorgemens, et qu'il présente ensuite le tableau de tout ce que l'ouverture des cadavres a pu apprendre de plus intéressant sur cet objet. Ces détails, infiniment utiles pour éclairer les Médecins sur le véritable caractère d'une maladie quelconque, sont suivis des maladies qui ont de l'analogie avec le carreau. Après en avoir établi les signes qui les font différencier, il passe à l'examen des causes, et il fait voir dans leur énumération celles qui tiennent à la constitution et celles qui appartiennent aux abus de l'éducation physique. Il distingue trois degrés dans le développement du carreau, et chacun de ces degrés est marqué par les symptômes qui leur sont propres, et ce sont ces symptômes qui forment son diagnostic ; quant au pronostic, il varie à raison des causes qui ont produit le carreau, à raison de leur complication, et à raison des différens degrés de la maladie. Dans le premier degré on peut compter sur l'action des remèdes sagement administrés ; dans le second degré leur effet est douteux ; et dans le troisième la maladie est presque sans ressources. Après avoir fait sentir le danger de cette maladie, et l'insuffisance des remèdes, il insiste sur la nécessité d'une méthode préservative, il en présente les avantages, et il entre dans le détail de tous les moyens qui peuvent réussir sous ce point de vue. Mais comme la méthode préservative ne peut pas toujours avoir lieu, il expose la marche à suivre, lorsque le carreau est développé, et les indications qu'il cherche à remplir se bornent à fondre, à évacuer et à fortifier. En conséquence il établit trois classes de remèdes, il en donne les doses, il en prescrit la forme, et il détermine les cas où l'on doit donner la préférence ou aux uns ou aux autres.

Mais comme rien n'intéresse que ce qui est vrai ; et rien en médecine n'est vrai que ce qui a pour base l'expérience et l'observation, M. *Baumes*, convaincu de la vérité de ce principe, a terminé son Mémoire en rapportant plusieurs observations qui lui sont particulières, et qui toutes ont pour objet de former le complément de tout ce qui doit servir à donner une idée exacte du carreau, à en déterminer la nature, le siège et les symptômes, à en établir les différences, à éclairer sur les causes, à rectifier le pronostic, à démontrer les avantages de la méthode préservative, et à établir ce que l'on doit attendre des remèdes.

Le suffrage de la Faculté de Médecine de Paris nous dispense de faire l'éloge de ce travail, et nous pensons qu'il est digne de l'approbation de la Société, et qu'il mérite d'être imprimé *sous son privilége*.

Au Louvre, le 13 juin 1788. *Signés* DE HORNE et JEANROI.

La Société Royale de Médecine ayant entendu, dans sa Séance tenue au Louvre le 13 juin 1788, la lecture du rapport ci-dessus, en a entièrement adopté les conclusions, ce que je certifie véritable. A Paris ce 14 juin 1788. V[illegible]AZYR, Secrétaire-Perpétuel, *signé*.

www.ingramcontent.com/pod-product-compliance
Ingram Content Group UK Ltd.
Pitfield, Milton Keynes, MK11 3LW, UK
UKHW021548260726
13993UKWH00002B/708

9 782329 283593